La técnica Alexander

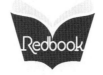

La técnica Alexander

Valérie Desjardins

esenciales

ROBIN
BOOK

© 2017, Valérie Desjardins

© 2017, Redbook Ediciones, s. l., Barcelona

Diseño de cubierta: Regina Richling
Diseño interior: Amanda Martínez

ISBN: 978-84-9917-462-4

Depósito legal: B-11.313-2017

Impreso por Sagrafic, Plaza Urquinaona 14, 7º-3ª 08010 Barcelona

Impreso en España - Printed in Spain

Para Gaspard, cuyo trabajo me llevó a comprender aquella máxima que dice que cualquier esfuerzo físico, mental o espiritual se traduce en tensión muscular.

«La técnica Alexander ofrece una mirada alegre y sistemática de los principios subyacentes que guían el movimiento en el ser humano.»

Fundación Técnica Alexander

«Es uno de los métodos más revolucionarios y de más vasto alcance que se hayan ideado para mantener la salud y la eficacia del cuerpo.»

Michael Gelb

«Es un método sutil que permite cambiar hábitos y actitudes, que libera al cuerpo y la mente, acrecienta la conciencia corporal y mejora el funcionamiento. Proporciona al cuerpo libertad, coordinación y energía.»

Judith Leibowitz

«Es un enfoque con sentido común que enseña una manera de usar el cuerpo con menor tensión y mayor eficacia al realizar actividades cotidianas. Un proceso que mejora el funcionamiento músculo-esquelético.»

Deborah Caplan

Índice

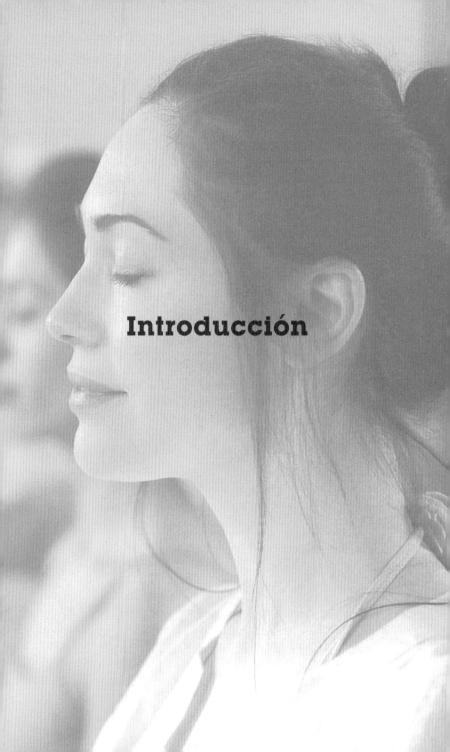

Introducción

En los vertebrados, la función locomotora compromete dos tipos de patrones: uno, que establece la manera de caminar y dos, una serie de patrones parciales reflejos que se determinan de acuerdo con la superficie en la que se da la locomoción.

Los reflejos de una persona pueden estar en armonía con el patrón total o pueden, debido a un mal hábito, provocar ciertos males al organismo. Lo que contribuye de manera ineficiente a la locomoción.

El uso inapropiado del mecanismo reflexivo al estar sentado, parado o caminando introduce un conflicto en el sistema nervioso, y este conflicto es causa de fatiga y tensión nerviosa, lo que puede traer consigo determinadas molestias. Al aliviar este conflicto, que ojo, puede ser hereditario o innato -cuestión a la que dedicará Frederik Matthias Alexander buena parte de su vida- se corrigen no solo las dificultades de la postura sino también otro tipo de condiciones patológicas relativas a ella.

El método Alexander se basa en el trabajo del individuo como un todo. Al recondicionar y reeducar los mecanismos reflejos, los hábitos vuelven a la normalidad y el organismo empieza a trabajar como un organismo completo.

Este libro da las pautas imprescindibles de este sencillo pero efectivo método de educación corporal cuyo objetivo es encontrar el equilibrio y la libertad natural del cuerpo para aprender a movernos con más facilidad. Y ganar en salud y vitalidad con todo ello.

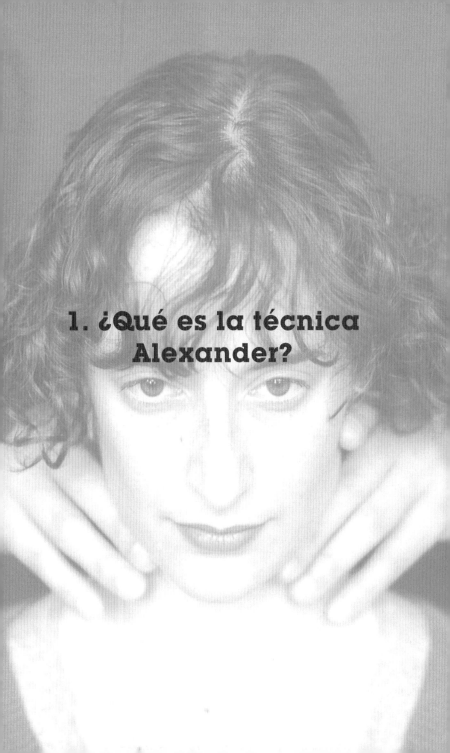

1. ¿Qué es la técnica Alexander?

Cuando alguien se plantea hacer cambios en su vida, entiende que una transformación radical no puede darse de la noche a la mañana. Es obvio pensar así. Sin embargo eso es algo que a menudo nos gustaría poder evitar.

El tipo de cambios que propone la técnica Alexander implica deshacer rutinas que a menudo se hallan muy arraigadas en el propio cuerpo. Pero si se aprende a ser pacientes y se fijan pequeñas metas, es factible llegar a conseguir esos cambios.

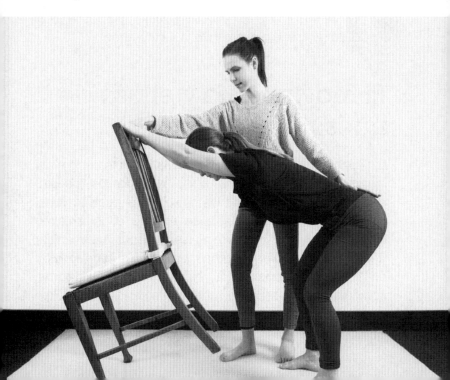

El método Alexander le muestra en todo momento que lo importante no es llegar a la meta sino estar atento al proceso de cambios que se produce en el camino a ella. Cuando en la primera clase con un profesor, este le indica al alumno que ya puede levantarse e irse, suele suceder que este último experimente una sensación de ligereza y comodidad como nunca antes había tenido. En esos momentos es cuando un buen profesor debe decirle a su alumno que no debe permitir que su meta sea recobrar esa sensación, sino que lo que tiene que hacer es experimentar con los principios de control primario: inhibición, dirección, etc., y no tratar de lograr «fines». Tiene que aprender a trabajar sobre el proceso que le crea las condiciones para esa sensación. Si sigue por el camino adecuado, y con la ayuda del profesor, empezará a notar poderosos cambios. Aprenda a disfrutar del proceso y con ello conseguirá conocerse mejor. Y entienda que la meta que busca es el resultado del trabajo que empieza a emprender.

El movimiento y el uso de nuestro cuerpo

La técnica Alexander trata primariamente sobre el movimiento y la manera cómo controlamos nuestro cuerpo. Si la actividad de los músculos esqueléticos del cuerpo estuviera controlada de manera consciente en todo momento, el cerebro no sería capaz de manejar y evaluar todas las acciones propuestas para decidir cuál es la mejor opción. La versatilidad y flexibilidad del comportamiento humano consciente solo es posible porque cada acto consciente está soportado por una vasta estructura de actividad muscular refleja que solemos ignorar habitualmente.

La medicina actual suele tratar los síntomas en lugar de las causas, por lo que los problemas neuromusculares subyacentes tienden a perdurar, interfiriendo en el funcionamiento apropiado del cuerpo y con la posibilidad de volver a surgir tiempo más tarde. Cuando se trata de dolor o de partes dañadas del cuerpo, es fácil ignorar las interconexiones entre ellas y no percibir que los problemas puntuales de cervicales, dorsales, pie, etc., podrían estar actuando de manera conjunta y unos interfieran en los demás. Las funciones corporales no son una serie de elementos independientes sino una totalidad. Por ejemplo, levantar un brazo no solo implica a esa extremidad, sino también afecta al cuello, a la espalda, a las extremidades inferiores o a los pies.

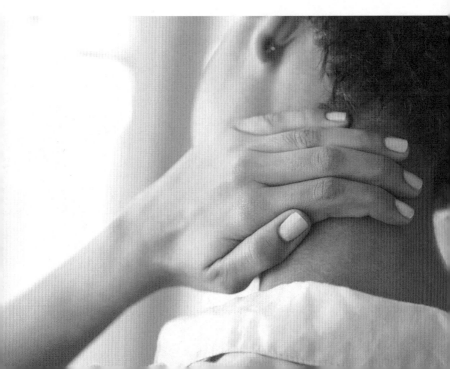

Valérie Desjardins

Así pues, la técnica Alexander no trata una postura en concreto sino que trata sobre el uso general del cuerpo. Las principales conclusiones a que nos lleva el estudio de esta maravillosa técnica se pueden englobar en varios ejes fundamentales:

❑ En la naturaleza la activación del control primario es la más básica de todas las funciones, ya que permite el manejo adecuado del cuerpo no solo externo sino también internamente.

❑ El proceso racional y consciente es fundamental para la activación del control primario, ya que de lo contrario, no habrá mejoría del uso en las partes involucradas.

❑ La cantidad de tensión indebida en el cuerpo solo es detectada por medio del sistema cinestético que permitirá la activación del control primario.

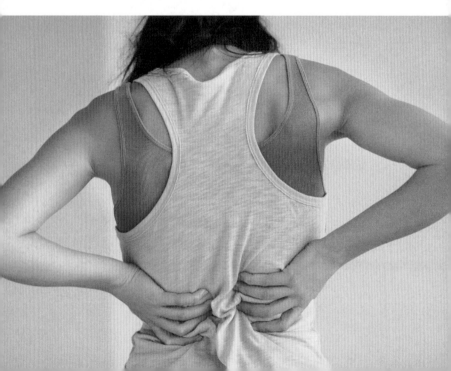

❏ El deterioro del uso del cuerpo por el sedentarismo es alarmante, sin embargo, el deseo de mejorar pocas veces tiene éxito, ya que el deterioro del registro sensorial que guía los procesos autocontrolados, es muy avanzado.

❏ Es de naturaleza somática la educación sensorial de la técnica Alexander y solamente puede darse como experiencia personal guiada por una persona que reconozca y haya aprendido que la reactivación del control primario es la base para el uso eficiente del cuerpo.

El dolor y la buena postura

La técnica Alexander es un método de reeducación psicofísica, un proceso de aprendizaje a través del cual nos volvemos concientes de nuestros hábitos y aprendemos a prevenir en cualquier actividad, el exceso de tensión que interfiere con el normal funcionamiento de nuestra mente y nuestro cuerpo.

Uno de los principios básicos de la técnica es que no aprendemos a cómo hacer las cosas bien, sino a reconocer lo que estamos haciendo mal, o de más, para empezar el proceso de dejar de hacerlo; creando un espacio donde conscientemente podemos elegir lo que queremos en lugar de reaccionar de manera habitual a los estímulos.

Desde bien pequeños, todo ser humano adopta malos hábitos que se transformarán en posturas inadecuadas a causa del dolor, el cansancio o de actitudes poco sanas. La técnica Alexander permite al cuerpo regresar a su condición natural. Y es que la prisa con la que se vive en las ciudades, los malos hábitos, desequilibran el organismo. Esta tensión excesiva a la que sometemos el cuerpo produce falta de energía y desasosiego, así como una larga lista de síntomas que nos avisan de que algo anda mal.

Los malos hábitos se aprenden a lo largo de la vida y se reproducen tan a menudo que pueden llegar a parecernos normales ciertos dolores musculares. Las posturas corporales de un adulto, en vez de ser las idóneas para leer, caminar o descansar o ser un reflejo de vivencias pasadas, se tornan en recuerdos dolorosos e imitación que desde la niñez se convierten en estereotipos de modelos familiares.

Los objetivos de la técnica Alexander

- Adquirir una imagen adecuada de su estructura esquelética: colocación de huesos y movilidad.

- Obtener información y control sobre el tono muscular (fuerza de los músculos), incluso en reposo.

- Observar cómo participa un músculo en el movimiento.

- Experimentar directamente que hay posturas corporales fáciles y eficientes con las que es posible desempeñar trabajos idénticos a los que hacemos habitualmente.

- Adaptar la respiración a las diferentes actividades y no interferir en ella.

La contracción del cuello, por ejemplo, puede interferir con el resto de elementos que funcionan adecuadamente en un organismo. Si el cuerpo se «endereza» naturalmente para corregir un desequilibrio en la espalda, puede crear problemas en otras partes del cuerpo.

A medida que se empiezan a efectuar cambios en el movimiento y la postura, el inconsciente empezará a guiar al cuerpo para corregir errores de una manera automática.

La importancia del equilibrio

El maestro de técnica Alexander está entrenado para notar con sus manos cómo el alumno hace uso de su cuerpo. Puede percibir si se encoge, si se alarga, si la energía fluye o se colapsa, qué partes están demasiado tensas o demasiado flojas. Es por eso que puede informar al alumno de lo que está haciendo con su cuerpo y distinguir, muchas veces mejor que él, las tensiones que lo desestabilizan. A partir de ahí puede propiciar un cambio en el uso que el alumno hace de sí mismo conduciéndolo hacia la fluidez, distensión, equilibrio y elegancia natural del cuerpo.

Cuando somos pequeños, el cuerpo confía en su propio instinto para funcionar adecuadamente. Pero al hacernos mayores, esa guía instintiva deja de funcionar y el cuerpo se desequilibra.

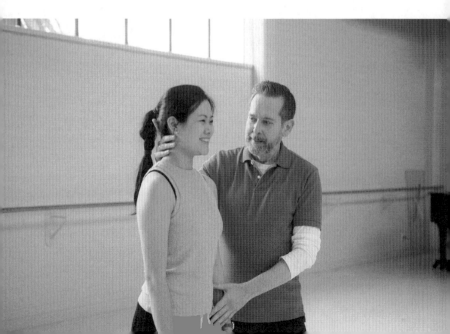

Los movimientos que nos dan la libertad que disfrutamos dependen de nuestra capacidad de mantener el equilibrio en una posición erguida. Pero este equilibrio debe ser dinámico. Nuestra postura posee equilibrio dinámico, posee flexibilidad. Nos dice cómo respiramos, incluso cómo nos relacionamos con los demás. Cualquier actividad diaria es movimiento consciente, abierto y flexible.

La técnica nos ofrece las herramientas necesarias para que el cuerpo pueda alinearse en la verticalidad y, de esta manera, gozar de un soporte natural como es la respiración. Un cuerpo abierto al movimiento afina la percepción y el equilibrio, lo que permite que nuestras capacidades se desarrollen y potencien. Cuando hay un buen equilibrio dinámico de todo el cuerpo, movimientos difíciles o desafiantes pueden realizarse con facilidad y sensación de ligereza. Actividades cotidianas como caminar, hablar o subir escaleras pueden ser simples y fáciles.

Cuando envejecemos, el cuerpo tiende a encorvarse, lo que implica mayor presión hacia las partes móviles. El equilibrio se vuelve menos dinámico a medida que el cuerpo se va tensionando, lo que impide una mayor libertad de movimiento y expresión. La tensión surge por la inseguridad del cuerpo humano.

En casi todos los sistemas de corrección postural se habla –y la técnica Alexander no es menos– de ser conscientes de nuestro «centro». El control primario tiene mucho que ver con encontrar y controlar el propio centro, lo que significa que la cabeza debe dirigirse hacia arriba, la pelvis llevarla hacia abajo y alargar la columna. El equilibrio dinámico no se puede conseguir si no se da sentido al propio centro.

«Al morar en la quietud y mirar hacia dentro durante una parte del día todos los días, entramos en contacto con aquello que es más real y fiable de nosotros mismos pero que pasamos por alto con mucha facilidad y hemos desarrollado poco. Cuando podemos permanecer centrados en nosotros mismos, aunque sea durante breves periodos de tiempo, ante las exigencias del mundo externo, sin tener que buscar en otro lado algo que nos llene o que nos haga felices, podemos sentirnos cómodos dondequiera que nos encontremos y en paz con las cosas tal como son, momento a momento»

Jon Kabat-Zinn

La experiencia sinestésica

La sinestesia es un fenómeno neurológico que genera la percepción de un mismo estímulo a través de sentidos diferentes de manera simultánea. Eso significa que no se percibe la realidad por medio de nuestros sentidos, sino que al leer, por ejemplo, ve las palabras en diferentes colores o percibe sensaciones gustativas u olores al tocar un objeto con una textura determinada.

La sinestesia no es más que una comunicación no tradicional entre las áreas cerebrales que lleva que a los sentidos se «crucen» de diversas maneras.

Cuando una persona siente un músculo contrayéndose está percibiendo una experiencia sinestésica. También el sentido de movimiento y posición, así como el peso, el centro y el equilibrio son también sinestésicos.

Es un sistema de retroalimentación entre el cerebro y el cuerpo que ayuda a mantener el equilibrio y a controlar el movimiento. En el tejido muscular hay unas fibras que funcionan como sensores: son los llamados puntos de comunicación con el cerebro. Por ello, este órgano puede controlar el equilibrio y el movimiento gracias a la información que recibe de dichos sensores. La sinestesia se establece así como un poderoso aliado.

De todas maneras, en un estado del cuerpo en desequilibrio, el sentido sinestésico se torna poco fiable, ya que unos músculos contraídos no reciben ni transmiten mensajes como lo harían unos músculos liberados.

La poda sináptica

Las personas sinestésicas tienen unas conexiones más fuertes entre diversas áreas cerebrales que normalmente no estarían interconectadas. Esto provoca que, cuando en el cerebro se activa en una de esas áreas, también se active la otra en consecuencia.

Los expertos creen que todos nacemos con sinestesia, ya que tenemos un exceso número de conexiones neuronales, pero que las solemos perder a medida que vamos desarrollándonos, por un proceso que se denomina poda sináptica.

Todos precisamos de una posición erguida que libere nuestros brazos y manos y nos permita realizar las actividades cotidianas de la vida moderna. De ahí que sea importante el movimiento «hacia delante». Este movimiento acorta nuestra espalda mientras la dirigimos hacia nuestro objetivo. Esto entra en el concepto «dirección» que se desarrollará en el apartado dedicado a los principios fundamentales de la técnica. En resumen, puede decirse que los estudiantes de este método aprenden secuencias específicas y pautas de dirección que estimulan una manera de moverse ligera, fácil y equilibrada que minimiza el peso y evita la desconexión de todas las partes del cuerpo. En la medida en que nos relajamos las tensiones musculares no queridas que bloquean las nuevas direcciones, el sutil equilibrio y alineamiento llega a ser posible para nuestros deseos conscientes de manera bastante diferente a una imposición de una postura concreta.

La respuesta al estímulo proporciona el impulso a la cabeza que a su vez mueve el cuerpo.

❏ Si se mueve la cabeza hacia delante, el cuerpo se mueve hacia delante y hacia abajo, interfiriendo así con el equilibrio y haciendo que la tensión esté mal distribuida.

❏ Si se mueven las piernas hacia delante, el torso cae hacia atrás y abajo, causando los mismos efectos nocivos.

❏ Si se mueve la pelvis hacia delante, el cuerpo se dobla desde la cintura, produciendo como resultado desequilibrio y tensión innecesaria.

El primer impulso surge de la cabeza y tiene la dirección de la columna, esto es, hacia arriba. Si la cabeza se dirige hacia delante y hacia arriba, y la espalda empieza a alargarse hacia ella, el impulso del movimiento se produce en la parte superior del tronco.

Si se trata de un movimiento parcial, por ejemplo el de un brazo o una pierna, la cuestión del impulso continua siendo muy importante. Si la cabeza no se dirige hacia arriba, tendrá un efecto perjudicial respecto al resto del cuerpo, especialmente en la parte superior del torso, hombros, cuello y cabeza. El cuerpo está organizado de tal manera que la idea de mover el brazo es el único impulso que se precisa.

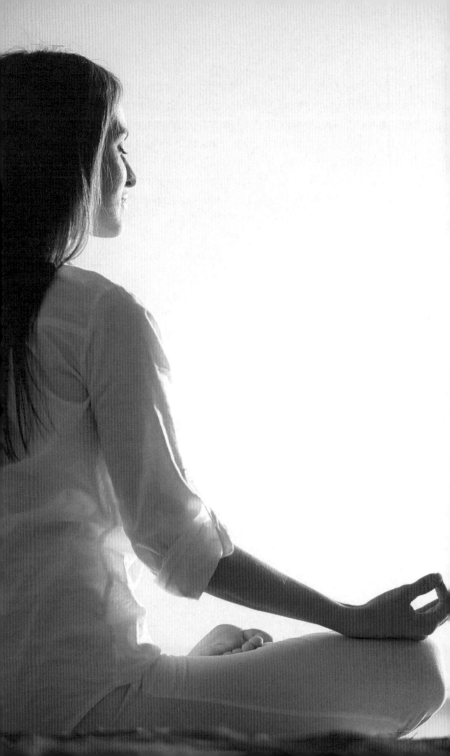

Músculos y articulaciones

Actividades como caminar, correr, nadar, bailar o practicar yoga son claros ejemplos de ejercicios físicos que involucran nuestro cuerpo y facilitan y potencian el uso de nuestro control primario, es decir, la relación cabeza-cuello-espalda, innata en todos los vertebrados.

El control primario

En la técnica Alexander el control primario se refiere a la relación de la cabeza, del cuello y la espalda y a como esta relación es esencial para una alineación equilibrada y ventajosa necesaria para cualquier actividad. Esta alineación se basa en la observación del equilibrio de la cabeza sobre las primeras dos vértebras de la columna (articulación atlanto-occipital), considerando que la estructura del cráneo (incluyendo la mandíbula) y su punto de apoyo sobre la columna (un poco por detrás de su eje central) hacen que este sea un poco mas pesado por delante. Esta asimetría sagital ofrece la posibilidad de una leve caída de la cabeza hacia adelante al liberar la musculatura suboccipital que todos tendemos a contraer innecesariamente. La técnica Alexander propone aprovechar esta caída como parte de una dirección de la cabeza hacia adelante y arriba, funcionando esta dirección como antagonista del coxis y permitiendo así el alargamiento de la columna vertebral.

Hay muchos otros ejercicios relacionados con la musculación que generan tensión excesiva y el consecuente acortamiento de los músculos que bloquean articulaciones y fomentan desigualdades en la musculatura y afectando al equilibrio del cuerpo. Esto ocasiona desplazamientos en la cadera, vértebras, hombros y omóplatos.

Los ejercicios potencian el uso fraccionado de la musculatura y no su empleo integral.

De músculos hay de voluntarios y de involuntarios. De los primeros hay de muchos tipos y formas, dependiendo de la función que cumplen. Entre ellos están los músculos esqueléticos, que están unidos al hueso a través de tendones y funcionan por pares antagónicos. Para que cualquiera de las partes del cuerpo pueda realizar un movimiento, un músculo del par debe contraerse mientras el otro se relaja. Es lo que se conoce como excitar o inhibir un músculo.

Es el cerebro el encargado de excitar o relajar los músculos, cuestión que efectúa con suma rapidez y eficiencia. Para que el control primario funcione adecuadamente, debe haber una relación dinámica entre cabeza, cuello y espalda, lo que implica una dirección hacia arriba.

Alexander sugiere un ensanchamiento y alargamiento de los músculos de la espalda, como resultado del liderazgo de la cabeza y los músculos de la espalda al seguirla. Una espalda relajada no tiene fuerza; una espalda contraída no tiene elasticidad para permitir la distribución de la fuerza. En cambio, una espalda bien templada se alarga y se ensancha, es elástica y fuerte a la vez. El equilibrio consiste en responder adecuadamente a las órdenes del cerebro y al movimiento de la cabeza mientras se permite a las extremidades la flexibilidad necesaria para realizar las funciones activas.

Las articulaciones forman parte del aparato locomotor. Las articulaciones son el punto de contacto entre dos o más huesos, entre un hueso y un cartílago o entre un tejido óseo y los dientes. Su función es la de facilitar los movimientos mecánicos del cuerpo. Las partes de una articulación son:

❏ **Cartílago.** Es un tipo de cobertura presente en los extremos de los huesos (epífasis). Este tejido es de tipo conectivo y su función es la de evitar o reducir la fricción provocada por los movimientos articulacion-rodilla.

❏ **Cápsula y membrana sinovial.** Es una estructura cartilaginosa que envuelve la membrana sinovial. Esta membrana posee un líquido pegajoso y sin pigmentación que protege y lubrica a la articulación. A este líquido se lo conoce como membrana sinovial.

❏ **Ligamentos.** Son tejidos de tipo conectivo, elásticos, y firmes, y cuya función es rodear la articulación, protegerla y limitar sus movimientos.

❏ **Tendones.** Al igual que los ligamentos, son un tipo de tejido conectivo. Se ubican a los lados de la articulación y se unen a los músculos con el fin de controlar los movimientos.

❏ **Bursas.** Son esferas llenas de líquido que tienen como función amortiguar la fricción en una articulación. Se encuentran en los huesos y en los ligamentos.

❏ **Menisco.** Se halla en la rodilla y en algunas otras articulaciones. Posee forma de media luna.

En un cuerpo equilibrado, las articulaciones se mueven libremente junto a los músculos. Pero cuando esto no sucede, le es muy difícil permanecer erguido. El cerebro responde tensionando los músculos para bloquear las articulaciones y evitar caer. Esto hace que el movimiento sea forzado y se tensionen las articulaciones.

Algunos de los problemas frecuentes relacionados con las articulaciones son:

- El codo de tenista.
- La rodilla del corredor.
- El calambre del escritor.

Las articulaciones de columna funcionan para movimientos sutiles. Si la persona pone atención sobre dónde y cómo se deben doblar las partes del cuerpo, se dispondrá de un conocimiento más útil sobre el funcionamiento del mismo.

La tensión que nos atenaza impide muchas veces que los músculos se liberen adecuadamente si no hay un experto profesor que guíe el camino. Las articulaciones necesitan trabajar junto con los músculos para permitir estabilidad y libertad. Rodillas y codos son los más fáciles de usar, caderas y hombros son los más complejos debido a la forma en que los músculos se entretejen a su alrededor.

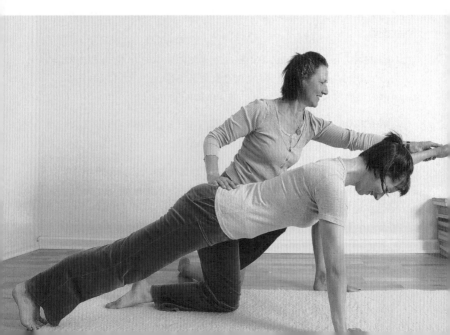

Ejercicios introductorios para desarrollar la conciencia de la cabeza

Un buen trabajo de conciencia corporal y movimiento eficiente puede ayudarle mucho a mejorar su estado físico y psíquico y estructurar el cuerpo correctamente. Implica conocer los límites y capacidades, realizar movimientos más eficientes, con menor gasto energético.

Para obtener una conciencia general de la cabeza:

❏ Empiece por mirar a su alrededor de manera continuada: mire hacia arriba, a los lados, hacia abajo, detrás suyo.

❏ Mire sus zapatos varias veces al día.

❏ Trate de percatarse de cómo los movimientos de su cabeza afectan al resto del cuerpo.

❏ Vuelva siempre la cabeza a una posición neutral de descanso encima de la columna, ligeramente inclinada hacia delante.

❏ Trate de mover la cabeza independientemente de la dirección de movimiento que lleve su cuerpo:

❏ Camine cinco o diez pasos sin cambiar de dirección.

❏ Mientras camina hacia delante, mire a su alrededor sin variar un ápice la dirección del movimiento.

❏ Vuelva la cabeza a su posición neutral de descanso.

Cuando la cabeza lidera el cambio de la dirección del movimiento:

❏ Busque un sitio amplio y camine entre cinco y diez pasos sin cambiar de dirección.

❏ Establezca la dirección hacia arriba del cuerpo moviéndose libremente hacia arriba encima de la columna.

❏ Camine hacia delante y vuelva al lugar de inicio.

❏ Gire la cabeza para mirar hacia detrás suyo y camine en la otra dirección.

❏ Vuelva a su posición neutral de descanso.

❏ Repita el ejercicio una vez más, tratando esta vez de caminar en un cuadrado y girando la cabeza en dirección del movimiento.

Se trata todo ello de un ejercicio mecánico, pero si observa conscientemente cómo la cabeza interactúa con el entorno y con su cuerpo, percibirá cómo experimenta un valioso ejercicio psico-físico.

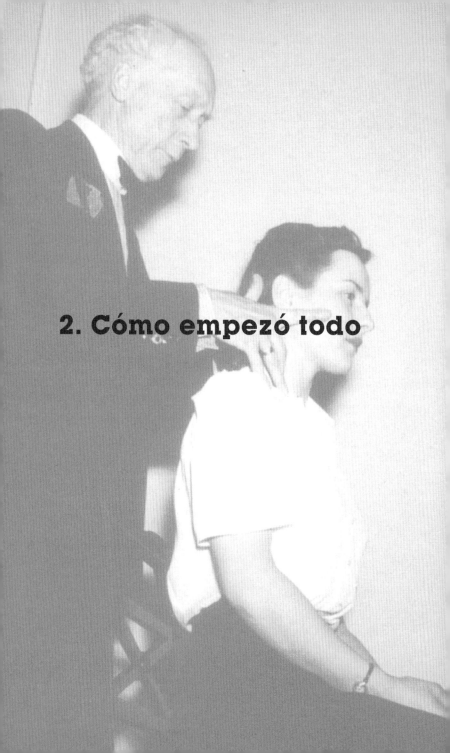

2. Cómo empezó todo

La técnica Alexander tiene como objetivo principal conseguir el equilibrio, un equilibro capaz de generar bienestar y actitud positiva. Este equilibro se consigue a través del conocimiento y comprensión de nuestro propio cuerpo y de nuestra mente a través del control de la relación entre cuello, espalda y cabeza. La persona que ideó este sistema hace ya más de un siglo fue F.M.Alexander.

El origen de un mito

Frederick Matthias Alexander es el creador de la técnica que lleva su nombre. Alexander llegó a Londres procedente de su Australia natal, donde había nacido un 20 de enero de 1869. Procedente de la zona de Tasmania, fue un bebé prematuro al que dieron unos pocos días de vida. Logró salir de los malos augurios que no le daban más que unas semanas pero sufrió una enfermedad tras otra en sus primeros años: asma, problemas respiratorios, etc.

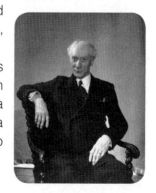

Abandonó la escuela y recibía clases particulares mientras se convertía en un aficionado a los caballos y a la doma de estos animales. Gracias a ello adquirió una sensibilidad de tacto que le fue muy útil en su trabajo.

Se empezó a interesar por el teatro de aficionados y aprendió a tocar el violín. Entonces dejó su localidad natal y se trasladó a Melbourne. Allí conoció la apasionante vida cultural de la ciudad, visitando galerías de arte, asistiendo a conciertos y los estrenos de las obras de teatro.

Empezó a trabajar de oficinista y con un agente inmobiliario, más tarde como dependiente de unos grandes almacenes y como catador en una empresa de té. Con todo ello consiguió costearse los estudios mientras proseguía su carrera teatral y se especializaba en las obras de Shakespeare.

En aquellos momentos volvieron sus problemas de niñez, retomando a su vida las alergias y la falta de aire, que notaba especialmente cuando declamaba alguno de los monólogos del autor de Stratford-upon-Avon. Su voz empezó a hacerse más ronca y cada vez precisaba de mayores dosis de aire para aspirar entre frase y frase. Hasta el punto de llegar a perder por completo su voz.

Ello supuso un duro golpe en su vida profesional y en su confianza, ya que temió que no le ofrecieran contratos teatrales. Y, cuando eso sucedía, temía no poder afrontar las obras en cuestión cuando subiese al escenario. Alexander perdía así sus esperanzas pero no tiró la toalla y empezó a buscar remedio a sus males. Como era habitual, empezó a acudir a logopedas y médicos que le recetaron multitud de medicamentos y ejercicios para la voz, pero sin conseguir con todo ello más que un cierto alivio temporal.

Observarse a sí mismo

Alexander pensó que debía estar haciendo algo erróneo con su voz mientras declamaba, que de ahí tenía que proceder el problema. Decidió que, lo mejor que podía hacer era observarse a sí mismo, la manera cómo recitaba y hablaba para ver si podía localizar la disfunción y así solucionar la cuestión.

Sus experimentos le llevaron varios años. Y llegó a la conclusión de que el funcionamiento de su voz dependía del correcto equilibrio de tensión de todo el sistema neuromuscular, desde la cabeza hasta los pies. Decidió, pues, desarrollar un técnica que estimulase y mantuviese el equilibrio gracias a una atención consciente y un control constructivo. Percibió que este equilibrio era extremadamente importante en todo ejercicio de coordinación y en funciones tales como la respiración, la postura, el movimiento de las articulaciones, etc.

Descubre la importancia vital de la relación entre el cuello, la cabeza y la espalda. A esta relación llamará «control primario». También descubre la importancia del «dejar de hacer». Sabe que no puede cambiar nada hasta que no pare su reacción habitual. Descubre así la «inhibición», esto es, decir no al estímulo para organizar el cuerpo y conseguir una buena relación entre el cuello, la cabeza y la espalda antes de la acción.

En Londres, su reputación creció rápidamente. Varios doctores, entre ellos Peter McDonald, siguieron su trabajo y le enviaban pacientes. En 1939, un grupo de físicos escribieron al *British Medical Journal* insistiendo en la importancia en que la técnica Alexander formara parte de la formación de los médicos. Eminentes pensadores como George Bernard y Aldous Ashley se encuentran entre las personas que acudieron a las clases de Alexander. También varios científicos constataron que los principios de Alexander estaban de acuerdo con descubrimientos científicos en neurología y fisiología. La mayor eminencia

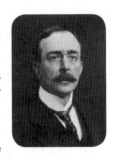

entre ellos fue sir Charles Sherrington (premio Nobel de Medicina en 1932), considerado hoy en día como el padre de la neurología moderna. La técnica Alexander atrajo gente de todas las facetas de la vida, incluidos políticos (sir Stafford y lord Lytton), religiosos (William Temple, arzobispo de Canterbury), educadores (Esther Lawrance, director del Instituto Froebel) y hombres negocios (Joseph Rowntree).

Al observar que mejoraban sus problemas de salud y también su rendimiento, empezó a enseñar la técnica a otras personas, consiguiendo una merecida fama. Empieza así su carrera como profesor de la técnica que le dio su nombre. Primero se trasladó a Melbourne para enseñar su técnica, y de ahí pasó a Sidney, convirtiendo su trabajo en su única ocupación. En 1904 se trasladaría a Londres. Su vida estuvo ligada al hecho de «dejar de hacer para comenzar a hacer de otra forma». Con 75 años de edad, Alexander padece una parálisis cerebral, que le imposibilita en parte continuar con su labor. Aún con eso, seguiría trabajando hasta que muere en Londres a los 86 años de edad.

El aprendizaje efectivo

Alexander viajó a los Estados Unidos en diversas ocasiones donde conoció al filósofo y pedagogo John Dewey, muy interesado en conocer distintas teorías sobre la educación. Dewey sostenía que un aprendizaje efectivo debía proceder de la experiencia de primera mano. Conocedor del trabajo de Alexander, estableció una profunda amistad con él, hasta el punto de prologarle tres de sus libros.

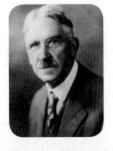

Alexander fundó la Little School en Londres, una escuela para niños, ya que estaba convencido que, en el campo de la educación, era importante el aprendizaje desde la más temprana edad con el fin de evitar problemas posteriores. En su escuela, los niños eran guiados para que mantuvieran una óptima coordinación en todas sus actividades y en sus clases académicas.

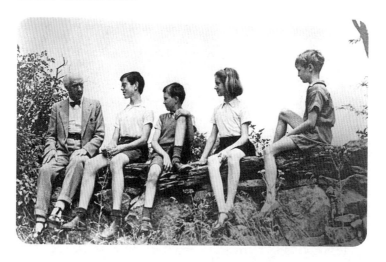

En la actualidad, se imparten clases de técnica Alexander en lugares tan prestigiosos como Yale University of Drama, The American Conservatory Theatre, Brussels Royal Conservatory of Music, The London Academy of Music and Dramatic Art, The Juilliard School, Manhattan School of Music, New York University, The Old Globe Theatre, The Royal Academy of Dramatic Art, The Royal College of Music, San Francisco Conservatory of Music, University of California Los Angeles, University of Southern California, California Institute of the Arts, Conservatoire National Supérieur de Musique de Paris, Guildhall School of Music & Drame of London o la Universidad de Harvard. En España se enseña técnica Alexander en Conservatorios Superiores de Música como el de San Sebastián o el de Zaragoza.

Los profesores de arte dramático, de danza o de música siempre extraen las mismas conclusiones de sus enseñanzas: la técnica Alexander garantiza una mayor prevención de las lesiones musculares, aumenta la autoestima de los alumnos, evita el estrés y reduce el miedo escénico.

John Dewey y Frederick Alexander

Frederick Matthias Alexander tuvo una gran influencia en la vida y pensamiento del filósofo americano John Dewey. Lo que Alexander aportó a Dewey, no fue tanto una nueva restauración o noción cuerpo-mente, sino un mecanismo o técnica desde la cual adquirir conciencia de esta unidad. Dewey destaca como Alexander presenta la crisis de la salud física y moral de los individuos como aquella generada por el conflicto entre las funciones del cerebro y el sistema nervioso, por un lado, y las funciones de la digestión, circulación, respiración y el sistema muscular por el otro; esto es, las funciones psíquicas y físicas.

La obra de Alexander

El primer libro extenso de Alexander, *La herencia suprema del hombre*, fue publicado en 1910. Pretendía ser una declaración breve de su teoría y práctica. Pero se limita a su argumento primario y a indicar la dirección en la que podemos encontrar la perfección física. Este libro es importante porque en él introduce su concepción del «control consciente».

El control consciente y constructivo del individuo (1923) fue su segundo libro. En esta obra, Alexander desarrolla en profundidad el valor e importancia que tiene para él la conformación del individuo a la hora de pretender llevar adelante las teorías e ideas por las que aboga. Otorgándole Alexander un especial énfasis, en esta conformación, a la «apreciación sensorial» y el papel que esta desempeña en cada aspecto de nuestras vidas.

El uso de sí mismo, el tercer libro y quizá el más importante de Alexander, fue publicado en 1932, tanto en Inglaterra como en los Estados Unidos y de nuevo con una introducción de John Dewey.

El último libro de Alexander, *La constante universal en la vida*, fue publicado en 1941, introducido por una «Apreciación» del biólogo George E. Coghill, no solo respaldando el trabajo de Alexander, sino enlazándolo con sus propias famosas investigaciones y declarando la identidad de los principios que su propio trabajo de laboratorio había establecido, con los principios de la técnica Alexander.

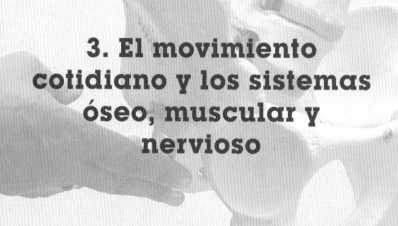

3. El movimiento cotidiano y los sistemas óseo, muscular y nervioso

Antes de pasar a cuestiones prácticas, es preciso conocer a fondo algunas de las partes más importantes del cuerpo humano, especialmente aquellas que intervienen directamente en la coordinación del movimiento. El flujo de energía depende del diseño mismo del cuerpo humano.

La conciencia del cuerpo

La conciencia del cuerpo es la inteligencia natural e innata que trabaja a través del cerebro, el sistema nervioso, las glándulas, las células y el sistema inmunitario. Su función principal es garantizar la seguridad del individuo para que consiga el equilibrio necesario para garantizar la salud. Puede conseguirlo de diferentes maneras:

- Renovando las células.
- Convirtiendo la comida en energía.
- Oxigenando el sistema.
- Reparando los daños de huesos, piel y órganos.
- Armonizando las diferentes funciones del organismo.
- Protegiéndolo contra las infecciones.
- Usando las emociones para guiar a la persona hacia la acción.
- Usando los síntomas de algún tipo para informar a la persona que está en peligro.

El cuerpo humano emplea las emociones y también los síntomas para comunicarse y para hacernos saber en qué situación se halla en cada momento. La conciencia del cuerpo trata de recopilar información de las experiencias vividas para luego enviar señales en forma de emociones.

El centro de la inteligencia corporal se encuentra en el sistema límbico, y está formado por una serie de estructuras que se encuentran en el centro del cráneo, incluyendo el hipocampo (encargado de almacenar memorias sobre experiencias pasadas), el tálamo (que procesa la información de los sentidos), la amígdala (el centro de alarma) y el hipotálamo (que controla la producción de emociones y síntomas, regula la temperatura, el sueño, la retención y producción de líquidos, etc.).

A través de este sistema y del hipotálamo, el cuerpo influencia las glándulas, el sistema inmunitario, el sistema nervioso autónomo, la piel, los músculos, el estómago, el corazón, la circulación y la respiración.

Para comunicarse con nosotros el cuerpo utiliza cambios neuroquímicos en el organismo, como por ejemplo la tensión muscular, palpitaciones, sequedad en la boca, y sensaciones como miedo, ira, pena, alegría, aburrimiento, etc. Y es que toda emoción tiene una finalidad: el enfado sirve para hacer valer nuestras opiniones, el miedo hace que pidamos ayuda, etc.

El diseño del cuerpo

El diseño global del ser humano incluye la cabeza, el tronco y las extremidades como conceptos básicos. El uso de las extremidades depende básicamente de la cabeza y el tronco. Es el diseño fundamental de los vertebrados cuadrúpedos: una cabeza y un tronco sostenidos por una columna vertebral y por el cuello.

La cabeza contiene el cerebro, que controla al mismo tiempo todo el organismo, y controla el resto de órganos sensoriales. El cerebro tiene la función de responder al entorno orientándonos en el espacio y controlando las actividades del cuerpo.

El tronco, con la columna como eje central de sus funciones, alberga todos los órganos vitales necesarios para mantener la vida en el organismo. El tronco se encuentra unido a la cabeza por el cuello y está dividido en dos partes. El tórax es la parte superior del tronco, contiene órganos muy importantes y delicados como son el corazón y los pulmones. La parte inferior del tronco y separado del tórax por un poderoso músculo llamado diafragma se encuentra el abdomen en el que se ubican el estómago, los intestinos, el hígado, los riñones y los órganos genitales. En la parte posterior del cuello, el tórax y el abdomen está la columna vertebral que está compuesta por una serie de huesos cortos llamados vértebras, que se hallan formando un canal en donde se halla la médula espinal. En la columna vertebral nacen las costillas que son huesos largos y encorvados que van hacia el pecho formando la caja torácica o tórax.

Las extremidades dependen de la cabeza y del tronco. Están articuladas de manera que puedan realizar varias operaciones. Reciben las órdenes directamente del cerebro. El movimiento empieza con un mensaje del cerebro que se envía a lo largo de la columna, desde donde se ramifica hasta las piernas. Se trata de un esfuerzo coordinado de todo el sistema neuro-músculo-esquelético. El control nervioso de los movimientos varía en función del tipo de movimiento. No funcionan igual los movimientos de los músculos voluntarios (o llamados también músculos esqueléticos porque mueven los huesos), o la musculatura del sistema digestivo, respiratorio o cardíaco.

El movimiento voluntario surge de una región de la corteza cerebral llamada córtex motor. El axón de una motoneurona recorre distintas estructuras encefálicas llegando hasta la médula espinal donde contacta con una segunda motoneurona que contacta con el músculo. Los músculos están formados por unas células un tanto especiales que se suelen conocer como fibras musculares o, también, miocitos. Una sola motoneurona inferior hace sinapsis a través de las prolongaciones de su axón con varios miocitos de un músculo: al conjunto de la motoneurona y las células musculares que excita se conoce como unidad motora. Una simple neurona motora inerva un promedio de 150 fibras musculares.

El sistema nervioso tiene tres partes diferenciadas: a) sensitiva, informa de lo que nos rodea, b) integradora, integra la información sensitiva y c) motora, es el resultado final de la integración, contrae los músculos.

Existe una jerarquía dentro del sistema nervioso:

❏ **Médula espinal (zona inferior).** Se realizan movimientos reflejos. En sus astas ventrales se encuentran las motoneuronas.

❏ **Tronco encefálico (zona intermedia).** Aquí se encuentran los núcleos de los pares craneales. Existen núcleos motores para la musculatura axial (tronco), distal (extremidades) y proximal (hombros y caderas).

❏ **Cerebro (zona superior).** Áreas motoras de la corteza, controlan al tronco encefálico y la médula espinal.

El cerebelo desempeña un papel regulador en la coordinación de la actividad muscular, el mantenimiento del tono muscular y la conservación del equilibrio. Recibe información procedente de las diferentes partes del organismo, la corteza cerebral le envía una serie de fibras que posibilitan la cooperación entre ambas estructuras, los músculos y articulaciones le señalan de modo continuo su posición y el oído interno le mantiene informado acerca de la posición y movimientos de la cabeza.

La cabeza

Localizada en la parte superior del cuello, realiza múltiples funciones en relación con la dinámica del cuerpo. Tiene la misión de responder a los órganos de percepción, girar a un lado y a otro, inclinarse hacia delante o hacia atrás o permanecer relativamente quieta mientras se concentra en algo.

El punto donde se conecta con el cuello es una articulación que le permite libertad de movimiento. El equilibrio lo logra por el juego entre el peso y los músculos suboccipitales.

La mandíbula forma parte de la cabeza pero se articula como las extremidades. Cantantes y actores tienen que prestar mucha atención a sus mandíbulas cuando usan la voz.

Los músculos que conectan cabeza y cuello, hombros, columna y espalda, le permiten ejercer un control primario sobre esas partes. Cuando la cabeza gira, los músculos que la unen a los hombros también giran. La cabeza apunta al estímulo y, a medida que se mueve hacia su objetivo, los músculos que están unidos al resto del cuerpo hacen que siga adelante. En cambio, en el plano vertical la cabeza debe apuntar hacia arriba en un movimiento que inicia una respuesta antigravitacional. En posición erguida, la cabeza debería estar más o menos alineada con el tórax y la pelvis.

La cabeza y el cuello están implicados en la comunicación. Los sonidos producidos en la laringe son modificados en la faringe y en la cavidad oral para permitir el lenguaje. Además, los músculos de la zona de la cara, modifican la expresión facial, permitiendo el lenguaje no verbal.

El cuello

El cuello es la parte del cuerpo humano, y la de muchos vertebrados, que conecta el tórax a la cabeza. Hablamos de la garganta en su parte anterior y de la nuca en su parte posterior. El cuello desempeña varias funciones claves incluyendo el apoyo, la movilidad y la vascularización de la cabeza, el paso del sistema digestivo, respiratorio y del sistema nervioso. Está formado por elementos óseos, musculares, vasculares, viscerales y nerviosos. Diferentes patologías pueden afectar a la zona del cuello: trastornos musculoesqueléticos, inflamaciones (amigdalitis, faringitis), tumores, artrosis...

Forma parte de la columna pero tiene algunas funciones especiales que precisan ser tratadas separadamente. El cuello es lo suficientemente flexible para permitir que la cabeza gire sin necesidad de que lo haga todo el cuerpo. También tiene que ser lo suficientemente firme para que pueda sostener la cabeza.

Es el pasaje natural entre la cabeza y el cuerpo por el que pasa la comida, el aire, los mensajes neurológicos, la circulación de la sangre o la voz. Alexander percibió de su importancia y de que su buen uso dependían muchas de las funciones de la cabeza.

Hay personas que sufren tensión muscular crónica y esto provoca la desviación de la cabeza, el cuello y la espalda, el hundimiento de los hombros y una postura desequilibrada. Si esto no se corrige, la columna vertebral se sobrecarga y puede aparecer una desviación en la base del cuello, que causa dolores de espalda y pudiendo afectar el funcionamiento del corazón, los pulmones y el aparato digestivo.

Para que el cuello esté libre se le debe dirigir hacia arriba de manera sutil

El principio universal del movimiento de los vertebrados

George Coghill, un eminente fisiólogo norteamericano, propugnó lo que se vino a llamar el principio universal del movimiento de los vertebrados. Postuló que «el movimiento de los vertebrados está organizado según un patrón total de reacción».

Coghill descubrió que la coordinación, el equilibrio y la soltura de los animales vertebrados dependen directamente de la soltura o rigidez que se ejerza en la musculatura posterior del cuello. La soltura en esa zona propicia que la alineación de la cabeza, el cuello y la espalda sea dinámica, fluida, sin rigideces ni anquilosamientos, facilita el movimiento y mejora el equilibrio. La presión sobre la zona interfiere en el movimiento, en la respiración y en la coordinación hasta el punto de inmovilizar al animal.

El tronco

Es la parte del cuerpo que conecta todas las otras partes y aloja a muchos de los órganos internos vitales tales como el corazón, los pulmones, el estómago, el hígado, los riñones y los órganos reproductores. El corazón es considerado el motor del cuerpo humano. Late constantemente y bombea sangre a todo el organismo, distribuyendo el oxígeno y los nutrientes que se necesitan para vivir. Los pulmones nos permiten respirar, mientras que el estómago descompone los alimentos y absorbe los nutrientes.

También aloja otras partes como la columna, la cintura, la pelvis (con las caderas) y la espalda. Cuando el cuerpo se halla en equilibrio, estas partes se deben hallar alineadas.

La columna vertebral

La columna vertebral, también comúnmente llamada espina dorsal, está compuesta principalmente de las vértebras, los discos y la médula espinal. Actúa como un conducto de comunicación para el cerebro, de las señales que se transmiten y se reciben a través de la médula espinal.

Su anatomía es una combinación de huesos fuertes, ligamentos, tendones flexibles, músculos grandes y nervios sensibles. Diversas estructuras en la columna vertebral pueden causar dolor de espalda, potencialmente cuando:

- las raíces de los grandes nervios que van a las piernas y brazos están irritadas, los nervios más pequeños que inervan la columna vertebral también están irritados;
- el par de músculos grandes de las espalda (erectores de la columna vertebral) están distendidos;

- los huesos, ligamentos o articulaciones están lesionadas;
- el espacio intervertebral en sí mismo es una fuente de dolor.

La columna se compone de treinta y tres vértebras separadas por discos cartilaginosos que absorben los golpes durante el movimiento. Las dos vértebras más cercanas a la cabeza forman parte del cuello y están más articuladas que las demás. En el exterior, estos discos son resistentes, en el interior poseen un líquido más suave tipo gel, los discos se sitúan entre cada vértebra.

Además de ser el soporte estructural del cuerpo, la columna también alberga el tronco principal del sistema nervioso. Aunque los huesos de la columna están articulados, se mantienen en su lugar gracias a los músculos transversales de la columna, permitiendo la torsión espiral y la curvatura ligera hacia delante, hacia atrás y hacia los lados.

La columna se divide en tres partes:

❏ **Sección cervical:** Hay siete huesos o vértebras cervicales. Los huesos cervicales están diseñados para permitir la flexión, extensión, y giro de la cabeza. Estos son más pequeños que las demás vértebras, así permiten una mayor cantidad de movimiento. Cada vértebra cervical consta de dos partes, un cuerpo y un arco de protección para la médula espinal llamado el arco neural. Cada vértebra se articula con la superior e inferior.

❏ **Sección torácica:** Columna vertebral. La columna vertebral, también comúnmente llamada espina dorsal, está compuesta principalmente de las vértebras, los discos y la médula espinal. Actúa como un conducto de comunicación para el cerebro, de las señales que se transmiten y se reciben a través de la médula espinal.

Cuando se produce una lesión en la médula espinal el flujo de información desde ese punto hacia abajo se detiene. Esta ruptura en las instrucciones a los brazos, piernas y otras partes del cuerpo evitará que la persona se mueva, respire (en algunos casos) y obstruye o detiene cualquier sentido de la sensación o tacto.

La columna vertebral se divide en 5 áreas funcionales específicas:

- Cervical / C 1-7
- Torácica / T 1 – 12
- Lumbar / L 1-5
- Sacra
- Coxígea

La médula espinal es un haz de las células nerviosas y fibras unidas que se extiende hacia abajo desde el tallo cerebral hasta la espalda baja. La médula espinal está protegida por una especie de túnel de hueso compuesto por vértebras que están separadas por membranas llamadas discos. El cerebro envía señales eléctricas a través de la médula espinal, dando instrucciones a las piernas, los brazos y otras áreas del cuerpo.

❏ **Las vértebras:** Hay 33 vértebras que forman la estructura de los huesos de la columna vertebral, con las semifinales que se fusionan para formar el coxis.

Cada vértebra está separada por una sustancia blanda, llamada disco, que actúan como un cojín y un sello al mismo tiempo. En el exterior son resistentes, en el interior poseen un líquido más suave tipo gel, los discos se sitúan entre cada vértebra. Piense en ellos como neumáticos para automóviles de lado, llenos de un gel espeso. Cuando un coche se conduce por un bache, el neumático de goma ayuda un poco a absorber el golpe. Del mismo modo, cada vez que nos movemos, los discos de la columna vertebral cambian de forma en relación con el movimiento. Como tantas estructuras en el cuerpo, los discos son multifuncionales. Son amortiguadores, se conectan y protegen los huesos vertebrales.

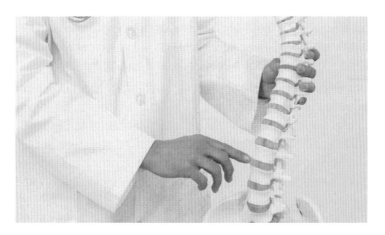

Hay siete huesos o vértebras cervicales. Los huesos cervicales están diseñados para permitir la flexión, extensión, y giro de la cabeza. Estos son más pequeños que las demás vértebras, así permiten una mayor cantidad de movimiento.

Cada vértebra cervical consta de dos partes, un cuerpo y un arco de protección para la médula espinal llamado el arco neural. Cada vértebra se articula con la superior e inferior.

Columna torácica

En la región del pecho, la columna torácica se une a las costillas. Hay 12 vértebras en la región torácica. El canal espinal en la región torácica es relativamente más pequeño que las áreas cervicales o lumbares. Esto hace que la médula espinal en la zona torácica tenga un mayor riesgo si hay una fractura.

El movimiento que se produce en la columna torácica es principalmente rotación. Las nervaduras impiden la flexión hacia el lado. Una pequeña cantidad de movimiento se produce en la flexión hacia delante y hacia atrás.

❏ **Sección lumbosacra:** Las vértebras lumbares son grandes, anchas y gruesas. Hay cinco vértebras de la columna vertebral lumbar. La vértebra lumbar más baja, L5, se articula con el hueso sacro, y el sacro se une a la pelvis. Los principales movimientos de la zona lumbar son el flexionarse hacia adelante y extenderse hacia atrás. También se produce la flexión hacia los lados.

El tórax

Tiene tres funciones principales:

❏ **La respiración:** Contiene no tan solo los pulmones, sino que también provee la estructura necesaria, diafragma, pared torácica, y las costillas, para efectivamente mover el aire hacia y desde los pulmones.

❏ **Protección de órganos vitales:** Protege al corazón, pulmones y grandes vasos, así como al hígado, estómago y al bazo.

❏ **Funciones de conducción:** Conduce las estructuras que pasan a través de él hacia otras regiones: esófago, nervios vagos, tráquea, aorta torácica y la vena cava superior.

La cintura

La cintura se halla entre el tórax y la pelvis que alberga los órganos reproductivos y digestivos. La mayoría de los adultos, al agacharse, lo hacen desde la cintura, en vez de hacerlo desde la articulación de la cadera y la pierna.

Su función principal es anclar las extremidades inferiores al esqueleto axial y transmitir el peso de la parte superior del cuerpo a las extremidades.

En el individuo adulto la cintura pelviana está formada por tres huesos:

❏ **Huesos de la cadera derecha e izquierda (huesos coxales o huesos pélvicos):** huesos grandes, de forma irregular, cada uno de los cuales se desarrolla por la fusión de tres huesos: el ilión, el isquion y el pubis.

❏ **Sacro:** formado por la fusión de cinco, originariamente separadas, vértebras sacras.

❏ **Cóccix:** conjunto de vértebras modificadas, que forman una única estructura ósea rudimentaria que se articula con la parte inferior del sacro.

El movimiento cotidiano y los sistemas óseo, muscular y nervioso

La pelvis

Se trata de la parte baja del tronco conectada con la columna. Es el centro de gravedad del cuerpo, lo que quiere decir que todo movimiento está relacionado con ella.

La pelvis masculina es distinta de la femenina, es más estrecha y con huesos más anchos. La pelvis femenina está preparada para contener un embarazo y soportar así el trabajo del parto. La estructura ósea sirve de soporte a los tendones, músculos y fascias que conforman el piso pélvico. Los músculos del piso pélvico juegan un papel importante en la estabilización de la pelvis con el resto del cuerpo, además de sostener los órganos pelvianos y dar resistencia a los aumentos bruscos de la presión intraabdominal.

Algunos métodos de entrenamiento corporal, como el Feldenkrais, usan la pelvis como base para la reeducación corporal. La pelvis puede considerarse como el motor del cuerpo humano, siempre que se halle bien alineada con la cabeza y el tórax.

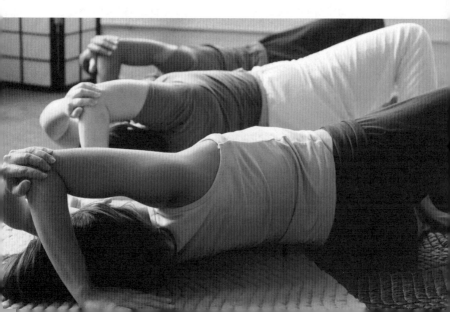

La espalda

La espalda desempeña una función esencial en la fuerza motriz del ser humano, por lo que es importante conocer su modo de acción para prevenir lesiones que conllevan a la limitación de las capacidades genuinas que el cuerpo humano posee. En ese sentido, la región lumbar es el área en que existe mayor vulnerabilidad a padecer lesiones de carácter traumático o degenerativo en comparación con otras áreas del cuerpo.

De la parte superior surgen los músculos que se distribuyen hacia los brazos y la cabeza. Y, de la parte inferior, los músculos que mueven las extremidades inferiores.

Las principales funciones que realiza son sostener el cuerpo, permitir su movimiento, estabilizar las fuerzas gravitacionales y proteger la médula espinal. Para poder sostener el cuerpo, la espalda debe ser totalmente rígida, en cambio para permitir su movilidad debe ser flexible.

Alexander sostenía que la espalda debía alargarse y ensancharse, ya que es un sistema muscular que tiende a distribuir la tensión hacia fuera.

Junto con el cuello y los hombros, la espalda es una de las partes del cuerpo que más nos aqueja.

Las extremidades inferiores

Las extremidades inferiores se encuentran unidas al tronco a través de la pelvis mediante la articulación de la cadera. Su función es la de sustentar el peso del cuerpo en la posición bípeda y hacer posible los desplazamientos mediante la contracción de la musculatura. Cada extremidad está compuesta de:

Valérie Desjardins

❏ La cintura pelviana o pelvis es un anillo óseo que está formado por el hueso sacro en la región posterior y los huesos coxales derecho e izquierdo, ambos se unen por delante en la sínfisis del pubis que cierra el anillo.

❏ Muslo: su esqueleto es un solo hueso, el fémur.

❏ Rodilla. Es la zona de unión entre el muslo y la pierna.

❏ Pierna: formada por la tibia y el peroné o fíbula.

❏ Tobillo: Región en la que se une la pierna con el pie.

❏ Pie, a su vez formado por tres segmentos:

- Tarso
- Metatarso
- Falange

Donde se juntan las piernas con la pelvis existe la opción tanto de rotarse como de doblarse. La rodilla, en cambio, es una articulación que se dobla exclusivamente hacia delante. Las piernas tienen músculos largos que les permiten no doblarse cuando queremos movernos.

Los pies contienen veintiséis huesos, más de cien ligamentos y treinta y tres músculos. Son un complejo mecanismo que nos impulsa a seguir adelante cuando caminamos o corremos. Junto con el tobillo constituyen la conexión entre las extremidades inferiores y la tierra. El tobillo recibe el peso y la presión que produce la postura erguida.

Las extremidades superiores

Las extremidades superiores cuentan con músculos voluminosos y potentes, como los deltoides, que nos permiten mover los brazos en todas direcciones, o los bíceps y los tríceps, responsables de la flexión y la extensión del antebrazo, pero también disponen de músculos delgados y pequeños que nos permiten realizar movimientos precisos y sutiles con los dedos.

Los hombros conectan los brazos con el tronco. Básicamente están compuestos por las clavículas y los omoplatos. Juegan un papel importante en el mantenimiento del cuello libre y en el soporte de la cabeza. Los hombros permiten a los brazos moverse sin influenciar la cavidad torácica. Los hombros hacen que el peso de los brazos no caiga sobre el pecho.

Los hombros reciben los efectos del mal uso de la cabeza y el cuello, lo cual interfiere con los movimientos de los brazos. Para que funcionen correctamente los hombros no deben estar levantados ni caídos, sino ligeramente suspendidos sobre la parte superior del torso.

Los brazos tienen dos secciones, cada una de ellas con su correspondiente gama de movimientos permitidos por sus músculos y sus articulaciones. Los brazos se desarrollaron con la función de complementar a los brazos. Por eso es muy frecuente que haya una mala conexión entre los hombros y los brazos, lo que suele causar interferencias y acumulación de la tensión.

Las manos tienen una disposición tal que las hace muy versátiles. Sus veintisiete huesos y treinta y siete músculos las dotan de una enorme flexibilidad y de una amplia gama de movimientos. De manera que pueden ejercer una gran presión para manipular cualquier tipo de objetos. Las terminaciones nerviosas juegan un papel fundamental en el sentido del tacto.

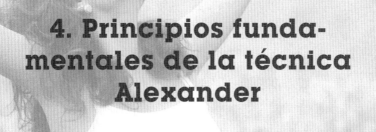

4. Principios fundamentales de la técnica Alexander

Los nuevos hábitos que se adquieren con la técnica Alexander pueden parecer difíciles al principio, pero luego se tornarán ejercicios naturales. De manera consciente, se inhibe la actividad cotidiana, se deja de hacer la cosa incorrecta y se procede tal y como habitualmente enseña Alexander.

A grandes rasgos puede decirse que los principios básicos de la técnica comprenden los siguientes propósitos:

❑ Reconocer hábitos que causan tensión y percatarse de la respuesta espontánea en acciones cotidianas.

❑ Tratar de inhibir el gesto habitual, pausándolo o retardándolo, ayuda a percatarse que existen más posibilidades distintas a la respuesta cotidiana, respuestas que pueden ser mucho mejores, como menos tensión, con más fluidez y ligereza. Como hay varias opciones se puede decidir conscientemente «no» hacer aquello que cause rigidez o tensión.

❑ Aprender a elongar la columna y liberar el cuello, tirando de la cabeza hacia arriba y hacia adelante, tal como lo hacen los animales de forma natural. A este principio F.M. Alexander lo denominó «Control primario».

❑ Conferir dirección a los pensamientos con el fin de dar movilidad a un cuerpo elongado y liviano.

❏ Reconocer que los hábitos suelen aportar un falso *feedback* sensorial, información que no es fiable por ser consecuencia de la costumbre y repetición de dichos hábitos.

❏ Aprender a llevar la atención a la cualidad del movimiento restando importancia al objetivo final que se pretende alcanzar. Al prestar demasiada atención a la meta final, impide que se observe el modo en que se realiza la acción, desechando información que provee eficacia y/o facilidad al movimiento.

❏ Omitir esfuerzos físicos o fatiga, operando bajo el precepto «menos es más», permitiendo que los movimientos sean fáciles.

Con el fin de desarrollar una mayor conciencia sinestésica, la técnica propone distintas secuencias englobadas en formas de dirección o bien de inhibición.

Secuencias de dirección

Dirección no es otra cosa que la manera cómo el cerebro envía mensajes a las distintas partes del cuerpo, y a la manera como la energía es conducida para el uso de los distintos mecanismos.

Las principales direcciones que se emplean como base de trabajo son:

- El cuello libre.
- La cabeza hacia delante y hacia arriba.
- La espalda que se alarga y se ensancha.
- Las rodillas que miran hacia delante.
- Los codos hacia fuera.

Estas secuencias pueden ayudar a la persona a sentir lo que necesita sentir.

Alexander sostiene que para el control primario es preciso que la espalda se expanda mientras la cabeza se mueva hacia arriba. Y mover la cabeza y las extremidades de tal manera que no interfieran.

La persona debe ser consciente de sus músculos en todo momento, saber qué está sucediendo en ellos.

Dirigir una actividad es una actividad muy sutil, se trata simplemente de establecer la dirección de la energía.

El cuello libre

La vida y el estrés diario nos impiden muchas veces detenernos a analizar de qué manera nos movemos o si las acciones realizadas tienen o no consecuencias negativas sobre nuestro organismo.

El cuerpo humano realiza a diario movimientos muy simples y habituales, como levantarse, estudiar, cargar las bolsas de la compra, o también importantes retos deportivos que requieren un esfuerzo muscular.

La cabeza suele pesar unos 7 kg. A pesar de ello podemos movernos por la vida mediante un sofisticado sistema de coordinación muscular que hace posible el movimiento, y que este sea fluido libre. La mayor parte del recorrido de la musculatura de la espalda y el torso se dirige hasta nuestro cuello. Es allí donde confluyen la mayor cantidad de fibras musculares que nos dan soporte, fuerza, y que permiten los movimientos de nuestras extremidades. Cualquier esfuerzo o sobrecarga en el cuello afectará a la totalidad, haciendo que los movimientos requieran un exceso de energía y tensión.

Observe acciones cotidianas como sentarse, caminar, o cepillarse los dientes. Trate de percibir cómo reacciona la musculatura del cuello en esas circunstancias. O bien mire cómo se ve afectada la musculatura de la nuca cuando decide hacer un esfuerzo con una carga pesada. A partir del momento en que se toma conciencia de las acciones realizadas con el cuello, se abren nuevas posibilidades. Cuando la musculatura se activa más de lo necesario es el momento de parar cualquier tipo de actividad que se esté realizando. Pausar la acción habitual es una de las maneras más efectivas de interrumpir el fluir automático de un movimiento o dinámica que pudiera ser perjudicial para nuestro cuello.

Una vez interrumpido el flujo de la acción, es el momento de pensar cómo va a ser realizada de una manera consciente, no de forma automática, que es como habitualmente se realiza. Se puede empezar por pensar que el cuello está libre de tensión, porque al hacerlo estamos emitiendo pequeños mensajes sutiles pero muy poderosos a la musculatura del cuello para que se libere. Lo interesante es observarse y luego enviar mensajes inconscientes al cuello sobre lo necesario del equilibrio.

La técnica Alexander es la herramienta que posibilita dejar de lado aquellos mecanismos que generan tensiones innecesarias, mecanismos que, por ser habituales, no percibimos de manera muy clara.

El papel del profesor de la técnica es fundamental para proporcionar una nueva experiencia, ya que directa o indirectamente el complejo de músculos del cuello ejerce un cierto control sobre todo el sistema muscular. Para liberar el cuello lo primero que hay que hacer es darse cuenta de que hay que liberar los hombros y toda la parte superior del tronco.

La experiencia de Alexander

Para poder observar qué era lo que hacía mientras usaba su voz, Alexander practicó hablar frente a espejos. Observando con paciencia, encontró con el tiempo que había tres cosas que sucedían cada vez que hablaba. Había una tendencia a empujar la cabeza hacia atrás, deprimir la laringe y tragar aire por la boca. Con estas interferencias también surgía la tendencia de llevar el pecho hacia arriba y el acortartamiento de todo su cuerpo.

Después de mucha experimentación se dio cuenta de que si era capaz de prevenir el empuje hacia atrás de la cabeza, el resto de los agarres e interferencias desaparecían.

Este fue su segundo mayor descubrimiento: la interferencia del libre porte de la cabeza no se ajusta con el resto del cuerpo aun cuando éste se encuentra en buenas condiciones. A esta dominación de la cabeza en la jerarquía del cuerpo la llamó más tarde Control primario, en parte por ser el primer factor con el cual hay que lidiar en el proceso de desenmarañar nuestro mal uso, ya que condiciona las formas en que este mal uso repercute en el resto del cuerpo.

Siéntese en una silla, con los pies bien firmes en el suelo. La cintura se debe apoyar en el respaldo de la silla y la pelvis ha de estar bien descansada. El cuerpo debe mantener una dirección hacia arriba desde la misma base la pelvis hasta la cabeza. Las manos descansan sobre los muslos y los hombros se ensanchan hacia los lados. Esta posición neutra le ayudará a eliminar tensiones externas al cuello. Gire la cabeza hacia la izquierda y perciba:

- la calidad del movimiento, si es brusco o suave, cómodo o doloroso, fácil o difícil.
- perciba cuánto es capaz de rotar la cabeza.
- cómo se siente el cuello cuando alcanza el límite: rígido o relajado, forzado o cómodo, fijo o dinámico
- cómo respondieron las diferentes partes al movimiento de la cabeza.

Repita la misma operación con el cuello hacia la derecha.

Percibirá que el cuello está rígido si no responde al movimiento. En cambio, se dará cuenta que el cuello está libre si, mientras dirige los músculos para que estén libres, puede sentir que se alargan.

Mientras observa la calidad del movimiento, trate de sentir cuándo el cuello alcanza su límite. Vea si siente un ligero tirón en los hombros, el pecho y la parte superior de la espalda.

Cuando haya ido tan lejos a la izquierda como desee, repita la secuencia hacia la derecha, cambiando de dirección primero con los ojos y ordenándole al cuello que esté libre. Continúe de izquierda a derecha en un movimiento continuo que nunca alcance el límite de tensión antes de cambiar hacia la otra dirección.

La cabeza

La cabeza se une al tronco mediante el cuello. El occipital, en la base de la cabeza, se sostiene arriba por el atlas (la primera vértebra). La cabeza tiende a ir hacia adelante debido a su peso. Es por eso que, cuando nos quedamos dormidos, la cabeza tiende a caer hacia adelante. Esto lleva a que se dé un proceso de alargamiento del cuello y la columna de una manera natural.

Alexander trata de corregir la dirección de la cabeza y llevarla hacia arriba, en vez de hacia delante. Que la cabeza vaya hacia delante y hacia arriba no es un objetivo sino un medio, constituye un estímulo para que la columna vertebral se alargue, favoreciendo, de paso, el alargamiento general del cuerpo sin restarle importancia a las contracciones musculares necesarias en ese momento.

Si logramos inhibir el mal hábito de tirar la cabeza hacia atrás y hacia abajo, esta se posiciona naturalmente por arriba y por delante en relación con la columna, con la que está articulada a través de las dos primeras vértebras de la columna.

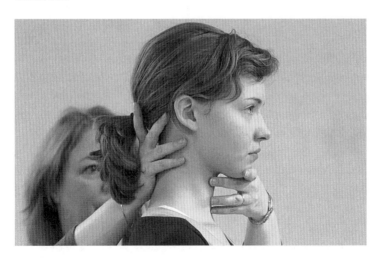

A medida que conoce más y más su cabeza, empezará a percibir que es pesada e inestable. Mantenerla arriba, deberá ser una actividad consciente. Al no dirigirla arriba, a largo plazo, el efecto será el de presionar la columna hacia abajo, y por tanto también todo el cuerpo: el resultado es una espalda curvada.

Para comprobar que su cabeza se halla en la posición adelante y arriba ponga los dedos índice en las hendiduras de la parte inferior de las orejas. Meza ligeramente la cabeza hacia delante y perciba:

- si el cuello se movió adelante con la cabeza;
- si el movimiento de la cabeza empezó en la articulación atlanto-occipital;
- cómo afectó en general a los músculos del cuello;
- o si siente su cabeza más adelante o más atrás de lo normal.

La espalda

Desde la parte inferior de la espalda surgen los músculos que se dirigen hacia las extremidades inferiores. Y, desde la parte superior de esta, surgen los músculos que soportan los brazos y la cadera. Se puede decir que las extremidades se mueven gracias a una expansión de los músculos de la espalda.

Alexander descubrió que, así como la cabeza tenía la tendencia natural a tirar hacia atrás y hacia abajo, la gente suele arquear la espalda, haciendo que el cuerpo se acorte y se estreche.

Puesto que cabeza, brazos y piernas están muscularmente unidos a la espalda, cualquier movimiento en el cuerpo implicará una reacción en esta zona. Si la espalda se alarga y se ensancha, los movimientos de las extremidades serán suaves y elásticos. Si está acortándose y estrechándose, las extremidades también estarán contraídas y el movimiento será limitado y difícil.

Con la técnica Alexander lo primero que se aprende es a emplear los músculos necesarios, haciendo que aquellos que están contraídos o atrofiados recuperen su movilidad y se liberen de la tensión. El objetivo es tratar de reforzar la cadena muscular anterior o delantera, centrando los esfuerzos en el bajo vientre. Estos músculos no trabajan adecuadamente cuando la cadena de músculos posteriores, la que va desde la cabeza a los pies, trabaja en exceso. La espalda carga entonces con todo el trabajo que no le corresponde realizar a ella.

Los músculos de la espalda atenazan y debilitan los abdominales. Así pues, la clave está encontrar un equilibrio entre ambos. El trabajo de la técnica consiste en hacer trabajar a cada músculo que está interconectado con los otros.

Acortamiento y estrechamiento de la espalda

Alexander observó que el problema principal era el acortamiento y estrechamiento de la espalda, y que esta situación podía observarse desde distintos parámetros:

❏ Puede suceder que la espalda se acorte y estreche mientras se respira. En este caso debe percibir que tiró la cabeza hacia atrás y hacia abajo en relación con el cuello; que encogió la parte superior de la espalda y que esta se acortó.

❏ También en ocasiones la espalda se acorta y estrecha mientras se levantan los brazos.

❏ Hay que estar atento a la reacción de la espalda mientras se levanta la cabeza. Alexander sostenía que, si se levantaba la cabeza, se aumentaba la estatura y con ello se creaban mejores condiciones para la voz. Cuando trató de levantarla, vio que encogía la espalda y con ello también se acortaba la espalda.

❏ La espalda también puede acortarse y estrecharse a la hora de ponerse de pie. Manteniendo su atención en la espalda, trate de ponerse de pie como habitualmente hace. Y perciba que empuja con las piernas hacia la parte baja de la espalda y que la zona lumbar de la espalda está correctamente arqueada y contraída.

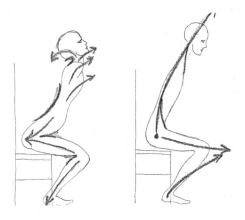

Al practicar estas secuencias, la persona aumenta la conciencia sinestésica de la espalda. Y, cuando dirija esta parte del cuerpo para que se alargue y ensanche, estará atento a los signos de contracción.

Alargar y ensanchar la espalda es una actividad pasiva. Cuando se acorta y se estrecha de una manera habitual, en los gestos cotidianos del día a día, se torna una condición crónica que causa contracciones musculares y causa dolor en el cuello, en los hombros y la espalda. E interfiere en el movimiento, la respiración y otras funciones.

Alargamiento y ensanchamiento de la espalda

Alargar y ensanchar la espalda es una actividad pasiva, esto es, sucede cuando la persona se mueve sin contraer sus músculos, por tanto los alarga. Ya hemos dicho que el acortamiento de la espalda provoca contracciones que, a medio plazo, causan dolor.

Escoja un lugar de su hogar, o en el gimnasio, en el que pueda sentirse cómodo sobre un suelo de parquet o bien sobre una alfombrilla de deporte. Ponga bajo la cabeza uno o dos libros y doble las rodillas de manera que los pies descansen planos sobre el suelo. Abra los codos hacia los lados y descanse las manos sobre el pecho o el abdomen. Trate de percibir cómo se relaja la espalda progresivamente y cómo los hombros y la parte superior de la espalda se van haciendo más anchos. Permanezca en este estado unos diez minutos.

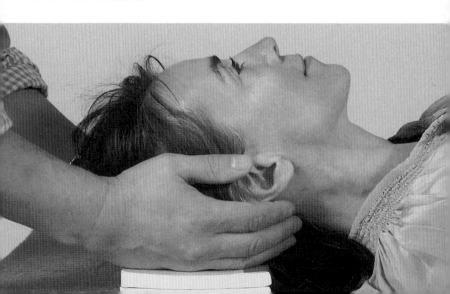

Un ejercicio similar puede realizarlo apoyado en una pared y con los pies bien firmes en el suelo pero separados de la pared unos cuarenta centímetros. Trate de que la parte baja de la espalda descanse contra la pared. Utilice la pared para alargar la espalda, de manera que cuello y cabeza se dirijan hacia arriba. Mantenga las rodillas ligeramente dobladas, relájese y perciba que la espalda está relajada, alargada y ensanchada contra la pared, que la cabeza está libre para mirar alrededor y el que pecho no está levantado y que es fácil respirar.

A continuación busque un sitio donde pueda gatear hacia delante. Póngase a cuatro patas y trate de que la parte baja de la espalda ni se arquee hacia arriba ni caiga. El cuello debe extenderse en línea desde la columna. A partir de aquí vaya extendiendo las rodillas hacia delante alternativamente, sin encoger la espalda.

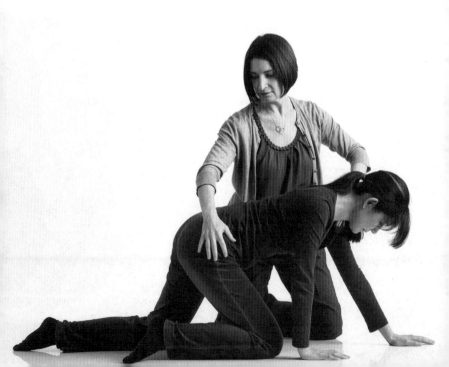

Lo más importante de estos ejercicios es percibir qué está pasando en los músculos de su cuerpo en cada momento, especialmente cuando se realiza alguna acción.

Las piernas

El movimiento de las piernas suele ser tan automático que apenas tenemos más que una sensación vaga de sus acciones diarias. Tan solo cuando nos quejamos de dolor, cansancio, rigidez o pesadez, las percibimos en toda su amplitud. Pero las piernas reciben mucha presión. Por eso es importante que se alarguen a diario para dotarlas de mayor movimiento y flexibilidad.

La articulación de la cadera

Varios factores influyen en el desgaste de la articulación de la cadera:

❏ **Artrosis:** Es la causa más frecuente de desgaste articular. Es un desgaste mecánico producido por el uso y por la edad. Es la evolución normal de las articulaciones con el paso del tiempo.

❏ **Enfermedades reumáticas:** La artritis reumatoide en fase avanzada puede destruir una articulación hasta el punto de necesitar una prótesis en edades tempranas.

❏ **Deportes de riesgo:** Si practicando una actividad de riesgo en edades jóvenes se sufre una fractura en la rodilla o cadera, es probable que esa articulación a largo plazo sufra un mayor desgaste.

❑ **Obesidad:** Hay dos mecanismos de desgaste articular por obesidad, la sobrecarga de peso corporal y la alteración de los niveles hormonales en sangre que promueven la inflamación y el desgaste del cartílago.

❑ **Desgaste de la articulación con el tiempo:** Por ejemplo, debido a impactos cíclicos acumulados a lo largo de grandes periodos de tiempo, como ocurre en el *running*.

De pie y, apoyado contra una pared sobre el lado izquierdo, debería tener el torso, la pelvis y la pierna izquierda alineadas y tocando la pared. Levante la rodilla derecha hasta que esté al mismo nivel que la pelvis y perciba cómo la pierna se articula y perciba cómo se articula con la cadera girando hacia el frente. Con la rodilla levantada explore otros movimientos permitidos por la articulación de la cadera, como los movimientos hacia arriba y hacia abajo, con movimientos circulares y con movimientos diagonales.

La rodilla

Para mantener las rodillas en buenas condiciones es preciso seguir una serie de recomendaciones básicas:

❑ Mantener el peso correcto evita que las rodillas soporten un mayor impacto. La obesidad puede ser uno de los factores desencadenantes de este padecimiento.

❑ El uso del frío y calor aporta numerosos beneficios, pues una bolsa caliente relaja los tejidos y evita la aparición de dolor. De la misma forma, un baño frío localizado hace que la inflamación desaparezca.

❑ Dormir en superficies planas ayuda a mantener una postura natural. Se recomienda evitar los sillones muy acolchados, incluso para las siestas de mediodía.

❑ El ejercicio aumenta la fuerza de los músculos. Una caminata diaria de 30 minutos es aconsejable para mantener la vitalidad no solo de las rodillas sino del cuerpo en general. Es importante evitar los terrenos irregulares o ejercicio en suelo duro o con impactos.

❑ Usar el calzado adecuado es vital, pues debe tener una suela muy gruesa para acolchar los impactos al caminar. Los zapatos deben ser suaves y extremadamente cómodos.

Apóyese contra una pared sobre el lado izquierdo. El torso, la pelvis y la pierna izquierda deberían estar tocando la pared. Levante la pierna, tal y como se describe en el ejercicio anterior de la articulación y perciba que la rodilla es más limitada que la cadera y que se trata de una articulación tipo bisagra que se dobla hacia delante.

La parte superior de la pierna tiene conexiones musculares que se extienden más allá de la articulación de la cadera. Y es que todo movimiento de la pierna causa una reacción en la parte baja de la espalda. Para que no se produzcan interferencias ni contracciones, los músculos de la espalda tienen que alargarse hacia las piernas y estas deben extenderse con el movimiento.

De pie, con los pies ligeramente separados, rote la pelvis hacia delante y hacia atrás, y perciba que, cuando rota hacia atrás, las rodillas se liberan hacia delante. Y que cuando rota hacia delante, las rodillas se bloquean hacia atrás. Al mismo tiempo, cuando las rodillas se doblan hacia adelante, la parte baja de la espalda se alarga. Cuando las rodillas se echan hacia atrás, la parte baja de la espalda se contrae.

Las rodillas se separan de manera natural cuando están dobladas. Esto se debe a la naturaleza de la articulación de la cadera. Cuando se juntan las rodillas, se ejerce una presión en la cadera, lo que causa una contracción excesiva en la espalda.

A este respecto, siéntese en el borde de una silla, con las rodillas ligeramente separadas. Entonces, júntelas y perciba cómo se contrae y acorta la parte baja de la espalda. Ahora, crúcelas y observe cómo la parte baja de la espalda se desploma y cómo se produce una zona de presión en ese lugar.

Es la prueba más evidente que hay una conexión entre las rodillas y la parte baja de la espalda. Cuando se trabaja para alargar la espalda, las rodillas tienen que estar libres.

La técnica Alexander muestra que las rodillas deben dirigirse hacia delante, pero bajo esta premisa los estudiantes suelen tender a doblarlas. La postura natural debe echar las rodillas hacia arriba y hacia delante, no deben estar echadas hacia atrás ni dobladas hacia delante, sino en una posición neutra.

Para que las rodillas adopten esta posición neutra sitúese primero de pie. Doble ligeramente las rodillas y libere la fuerza que hace para mantenerlas atrás. Al liberar las rodillas, la pelvis tiende a caer hacia delante o perder el equilibrio. Reajustar el equilibrio no es una tarea fácil, pero con la ayuda de un profesor conseguirá que la parte baja de la espalda se libere.

El tobillo

La articulación del tobillo es una de las estructuras de mayor soporte de peso del cuerpo humano. Como resultado de su función y estructura, el tobillo es la articulación más comúnmente lesionada. De ahí que la prevención mediante una serie de ejercicios sea fundamental para evitar cualquier problema.

Siéntese en una silla y apoye la espalda en el respaldo. Cruce una pierna sobre la otra y explore los movimientos del tobillo, percibiendo:

- el movimiento circular de la articulación,
- el movimiento hacia delante y atrás,
- la amplia gama de movimientos que posee.

Los brazos

La articulación del hombro se compone de huesos que se mantienen unidos por músculos, tendones y ligamentos. Los tendones son cordones de tejido fuertes que sujetan los músculos del hombro a los huesos. Éstos ayudan a los músculos a mover el hombro. Los ligamentos unen los tres huesos del hombro y le dan estabilidad a la articulación.

Brazos y hombros tienen una manera de funcionar similar. Pero a menudo los hombros no se mueven tan libremente como fueron diseñados. Los brazos tiran de los hombros hacia abajo e interfieren en su libertad de movimientos. Al igual que otros músculos del cuerpo, los de los brazos deben alargarse para permitir un movimiento libre y elástico. En este sentido, los codos tienen una función similar a la de las rodillas en las piernas.

Pero los hombros no forman parte del torso, sino que son la conexión entre el tronco y los brazos. La única conexión con el esqueleto es allí donde las clavículas se conectan con el esternón. De ahí se extienden hacia los lados y se conectan con los omoplatos. Estos flotan entre músculos, y no se hallan conectados con el esqueleto. Los brazos se conectan donde se conectan las clavículas y los omoplatos.

Al levantar los hombros, con la mano derecha sobre el esternón y la clavícula, trate de levantar su hombro izquierdo. Con ello, trate de percibir cómo la clavícula se movió desde el esternón, que hubo un cambio en la tensión muscular del cuello, que la parte superior del brazo se puso rígida y que la espalda respondió al movimiento.

Luego, trate de girar la cabeza desde una posición sentada en el borde de una silla o bien de pie. Observe cómo los hombros son los primeros en responder a los movimientos de la cabeza y que el movimiento de los hombros origina un movimiento en la espalda.

Antebrazo y parte superior del brazo

Siéntese en el borde de una silla o bien manténgase de pie. Ponga su mano derecha en el hombro izquierdo, o bien al revés, su mano izquierda en el hombro derecho. De esta forma, puede percibir que la articulación del hombro y el brazo tienen una amplia gama de movimientos y, lo más importante, que no hay necesidad de levantar el hombro si levanta parcialmente el brazo.

El antebrazo es la parte de la extremidad superior situada entre la articulación del codo y la de la muñeca. El antebrazo se compone solo de dos huesos, el radio y el cúbito, que efectúan un movimiento de rotación uno alrededor del otro. El radio favorece la articulación de la muñeca y el cúbito la articulación del codo. Los músculos del antebrazo son 19. Permiten los movimientos de la muñeca, de los dedos y del antebrazo. Las arterias radial y cubital pasan por el antebrazo. La manera única en que interactúan cúbito y radio permite mucha movilidad a la muñeca y a la mano.

Siéntese frente a una mesa y descanse el codo sobre esta. Ponga la muñeca sobre un par de libros. En esta posición, el dedo meñique debe estar abajo y el pulgar hacia arriba. El brazo descansa sobre el cúbito. A partir de aquí, rote la mano hasta que la palma esté hacia arriba y observará que el codo y el cúbito funcionan como un pivote. En realidad, el radio es el que se mueve.

El brazo, por lo general, se suele mostrar en los diagramas anatómicos con la palma hacia delante, con el radio y el cúbito en paralelo. Pero esta no es una posición natural. De hecho, las manos cuelgan de los brazos con las palmas orientadas más hacia atrás que hacia delante. Esta posición del radio le permite una amplia gama de movimientos.

Los codos

Sin levantar los hombros, permita que los codos se doblen hacia los lados del tronco y vea cómo los al doblarlos se ensanchan los hombros. Si no siente el ensanchamiento en este punto, intente mover los codos un poco hacia delante a medida que se mueven hacia los lados.

Ahora coloque varios objetos sobre una silla, algo que pese y que disponga de abrazaderas. Levante uno de los objetos más livianos y deje que el brazo cuelgue a su lado. Perciba cómo responden el codo y el hombro. Luego, levante uno de los objetos más pesados y deje que el brazo cuelgue a su lado. Trate de observar cómo responden el codo y el hombro y perciba dónde sintió el peso.

Realice de nuevo este ejercicio, alternativamente con un objeto ligero y luego con un objeto más pesado. Doble ligeramente los codos, sin subir los hombros y note cómo cambia el peso de los objetos al separar los codos y cómo cambia la presión y tensión en los hombros, brazos y espalda. Al separar ligeramente los codos, el efecto inmediato es un ensanchamiento de los hombros. Y es que, cuando se cargan objetos pesados, la tendencia natural es ensanchar los hombros para amortiguar el peso e impedir que estos presionen el tronco e interfieran en las funciones internas y externas.

Los codos separados contribuyen al alargamiento y ensanchamiento de la espalda en general, permitiendo que el peso y el movimiento se distribuyan proporcionalmente por todo el cuerpo. Y, en consecuencia, se pueda mantener el equilibrio.

La inhibición, base de la técnica Alexander

La técnica tiene como premisa esencial la inhibición, esto es, evitar que el sistema neuromuscular continúe enviando mensajes erróneos antes de que se puedan enviar los correctos. Alexander piensa que es preciso frenar las respuestas automáticas y habituales en un estímulo dando más libertad a la hora de escoger una respuesta adecuada.

Una vez se han inhibido mentalmente las respuestas automáticas de los malos hábitos, una vez se ha decidido no tensar ni presionar hacia dentro, entonces se puede dirigir el sistema neuromuscular para que se alargue, se ensanche y se expanda de manera natural, de manera que los mecanismos posturales nos proporcionen la fuerza natural necesaria para dirigirnos hacia arriba en contraposición a la gravedad.

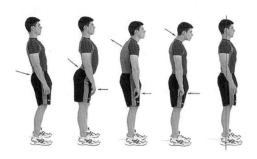

La inhibición es la base de cualquier cambio en la técnica Alexander. Cualquier tipo de reacción está dirigida por el cerebro y se desencadena en el momento en que el organismo desea hacer cualquier tipo de actividad. Pero en el momento de realizarla está poniendo en práctica todos los malos usos acumulados a lo largo de experiencias pasadas.

Pero la expansión espacial no puede tener lugar si no se deja de hacer lo que la impide. A este «dejar de hacer» es lo que Alexander llamó inhibición. Es decir, la eliminación de las reacciones estereotipadas que impiden el libre funcionamiento del organismo y la verdadera espontaneidad.

Para ello es preciso saber que hábitos dificultan el libre funcionamiento del control primario y luego inhibirlos. Hay que entender este proceso como un «dejar de hacer», evitar la respuesta inconsciente no deseada a un determinado estímulo.

> «Usted no está aquí para hacer ejercicios o aprender a hacer algo bien sino para conseguir ser capaz de encontrarse con cierto estímulo que siempre le lleva a hacerlo mal y aprender a tratar con él.»
>
> *F.M. Alexander*

El pensamiento deja de interferir con uno mismo para suspender la reacción hasta que se halla plenamente preparado. Percibe que ha de reemplazar las direcciones inconscientes por otras de conscientes, primero para el control primario y después para las partes involucradas en cada actividad concreta, las cuales trabajan con un patrón armónico de expansión que se convierte en movimiento.

Alexander definía la inhibición como la moderación de la expresión directa de un instinto. Se daba cuenta de que, para llevar a cabo los cambios que deseaba, debería empezar por inhibir (o frenar) su respuesta instintiva habitual ante un determinado estímulo. Si controlamos nuestras acciones antes de ejecutarlas, tendremos tiempo de usar nuestro poder de razonamiento para encontrar el modo más eficaz y apropiado de realizar la acción en cuestión. Este momento de pausa antes de actuar no tiene nada que ver con la interrupción o la supresión. Así como tampoco se trata de realizar las acciones lentamente.

❏ **A. Inhibición instintiva:** Alexander creía firmemente que el hombre debe retrasar su respuesta instantánea a los estímulos con los que es bombardeado cada día, si quiere hacer frente a un entorno que cambia con rapidez. El hombre ya no depende directamente de su cuerpo para subsistir, su instinto ya no es tan fiable.

Los felinos y la inhibición instintiva

El mundo de los felinos es uno de los mejores ejemplos de la inhibición instintiva. Un gato, por ejemplo, cuando ve un ratón, no se precipita para capturar su presa. Espera el momento más adecuado para tener mayores probabilidades de éxito. Así lo expresaba el mismo Alexander: «Un gato inhibe el deseo de saltar prematuramente y controla de manera deliberada su necesidad de saciar enseguida su apetito natural».

❏ **B. Inhibición consciente:** Así como podemos frenarnos al instinto, podemos decir «no» conscientemente al realizar alguna acción a los hábitos arraigados. Es decir, si pretendemos cambiar una respuesta habitual ante determinado estímulos, es preciso negarse a actuar siguiendo viejos parámetros automáticos e inconscientes. Alexander lo resumía así: «Todo se reduce a inhibir una determinada reacción a un estímulo. Se trata de que un alumno decide lo que consentirá en hacer o no hacer».

Reconocer hábitos

Los hábitos forman parte de nuestra vida, de nuestro carácter, personalidad y emociones. Es aquello que, lo que a lo largo de los años, nos permite mantener una serie de relaciones de las que a veces es difícil escapar y acaban siendo cuerdas invisibles que nos atan. En ocasiones se trata incluso de hábitos poco saludables que impiden nuestro bienestar.

Se trata de acciones realizadas de forma automática que no requieren de atención, esfuerzo o motivación y que muchas veces perjudican nuestro bienestar. Por eso es importante saber cómo se formaron esos hábitos poco saludables que se han grabado en el «disco duro» del cerebro y que es tan difícil desligarse.

Los hábitos se crean a partir de pequeñas decisiones que se han hecho sobre el tiempo. Cuando estas decisiones se automatizan, se pierde la voluntad de decisión.

¿Qué sucede cuando existen hábitos que, lejos de posibilitar el desarrollo de la persona, la constriñen o la limitan, ya sean hábitos que se generan por repetición o bien por una reacción inconsciente e instintiva? Y, de paso, ¿qué capacidad real tenemos de modificar conductas o acciones que, a fuerza de repetirse de manera consciente o inconsciente se han instalado en nuestra vida cotidiana? ¿Qué hábitos reconocemos como perjudiciales en nosotros?

Hábitos conscientes son, por ejemplo:

- leer un libro por las noches,
- levantarse a la misma hora por la mañana,
- fumar,
- comer chocolate antes de ir a dormir.

Las acciones que se realizan de manera habitual suelen acomodarse a las personas. Muchos de los hábitos físicos están influidos por factores genéticos o por factores ambientales o familiares.

El niño o niña, al crecer, observa con atención todo cuanto le rodea y empieza a imitar patrones de movimiento. La familia, los amigos, la escuela, conforman el hábitat natural del que se extraen los patrones de referencia.

Al estudiar nuestras reacciones, hay que considerar tanto la parte mental de nuestras reacciones como la parte física. Antes de que pueda haber una respuesta física, debe haber un proceso mental que la gobierne. La técnica Alexander no se ocupa de cambiar el estímulo, sino la manera de responder a él.

Identificar el problema es solo el primer paso. Alexander descubrió que cambiar los hábitos estaba lejos de ser un asunto fácil. De ahí que luchase contra la persistencia de los mismos. Hay buenas razones para que los hábitos sean persistentes y para que dediquemos mucho tiempo, consciente e inconscientemente a cultivarlos. La vida se volvería imposible si los hábitos nos abandonan. Somos capaces de llevar a cabo tareas complejas como hablar nuestra lengua materna, subir y bajar escaleras, cepillarnos los dientes, conducir el coche o atarnos los cordones de los zapatos porque lo hacemos con solo una conciencia mínima de lo que estamos haciendo y aún menor de cómo lo estamos haciendo exactamente.

La gran inconsciencia de nuestros hábitos significa que pueden ser dañinos o beneficiosos para nosotros. Cuando se pasa de la acción refleja a la voluntaria se atenúa la protección contra los hábitos dañinos. Alexander descubrió que cuando había ideado una nueva manera de recitar, su antigua respuesta habitual dañina siempre emergía tratando de apartarle de la nueva manera de efectuar la acción. Su solución fue inhibir la tendencia a hacer cualquier cosa y luego proyectar o pensar en la nueva manera de hacerlo. Lo expresó diciendo: «Para establecer con éxito la última (concepción correcta), debemos primero inhibir la primera (concepción incorrecta) y proyectar desde el centro ideomotor las nuevas y diferentes órdenes directoras que influenciarán los complejos implicados, erradicando gradualmente la tendencia a emplear los incorrectos y construyendo firmemente aquellos que son correctos y fiables».

El control primario

Con este término, uno de los principios fundamentales de la técnica Alexander, se designa al principal reflejo que tiene el poder de controlar a todos los otros a fin de dirigir el cuerpo de un modo coordinado y equilibrado. Y se denomina «primario» porque todos los demás reflejos se ven, de una manera u otra, afectados por él.

Alexander llamaba así a la relación mejorada de la cabeza, el cuello y la espalda. Cuando la relación entre estos tres elementos está libre de interferencias y de tensiones, el movimiento se torna fluido y el cuerpo y la mente pueden trabajar de una manera coordinada.

La mayor parte de nuestros hábitos tensan en exceso el cuello, lo llevan hacia delante mientras tiran la cabeza hacia atrás. Entonces todo empieza a desequilibrarse, ya que la cabeza es quien guía y dirige al resto del cuerpo llevándolo hacia arriba, generando espacio entre la espalda y el cuello y así haciendo que el cuerpo sufra menos gravedad.

El descubrimiento de Rudolf Magnus

Rudolf Magnus (1873-1927). Fisiólogo y farmacólogo alemán. De su labor investigadora y quehacer científico cabe destacar sus estudios sobre la fisiología del intestino y del sistema nervioso central, sobre todo en el aspecto de la estática corporal. Magnus descubrió que la relación cabeza cuello tronco es un mecanismo esencial para la orientación de los vertebrados en su medio ambiente. Tenemos un tipo de reflejos, llamados reflejos de corrección, para cuyo funcionamiento es primordial la relación cabeza cuello torso, y permiten que los músculos recuperen su total longitud, durante y después de la acción.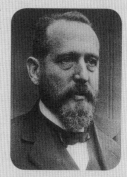

Magnus estudió la función central de los reflejos que dirigen la posición central de la cabeza de un animal con respecto al cuerpo y su entorno. Y realizó varios experimentos para descubrir su naturaleza y el funcionamiento de los reflejos involuntarios de todo el cuerpo, descubriendo que estos eran el mecanismo de control central responsable de orientar al animal en su entorno.

Alexander pasó muchos años experimentando con el fin de mejorar el funcionamiento de su organismo. Se dio cuenta de que, cuando echaba la cabeza hacia atrás, también subía el pecho y arqueaba la espalda. Esto producía una reducción de su estatura. Llegó a la conclusión de que su problema no solo era un uso inadecuado de las partes específicas de la cabeza y la laringe especialmente, sino también de todo el torso. No solo debía prevenir el uso incorrecto de la cabeza, sino que debía prevenir todos los usos inadecuados que se daban en el momento de actuar.

Entonces decidió que si quería mejorar su trabajo actoral no debía tirar la cabeza hacia atrás, no subir el pecho y no arquear la espalda. Entendió que la cabeza debía ir hacia delante y hacia arriba mientras su espalda se alargaba y ensanchaba. En estas condiciones, su garganta, su voz y su respiración funcionaban mejor.

Alexander no fue el primero en emplear el concepto de control primario, pero sí fue el primero en emplearlo como herramienta de reeducación postural. G.E. Coghill investigó también patrones y organización del movimiento en pequeños animales. G. E. Coghill, el biólogo norteamericano, señaló que los descubrimientos de Alexander coinciden con lo que se sabe en cuanto al movimiento de los animales en general. Es conocida la importancia de la cabeza en los movimientos de los animales, y Rudolph Magnus y otros establecieron experimentalmente la preponderancia 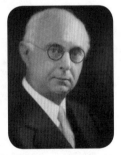 de los reflejos de la cabeza y cuello sobre el patrón de los demás reflejos. Demostró que el movimiento de las extremidades es parte de una reacción total, y al asumir una postura adecuada se prepara el patrón muscular necesario para acciones como nadar, caminar o alimentarse. La dirección de esta reacción total iría desde la cabeza hasta la cola del animal, antes de extenderse a las extremidades.

El control primario según Alexander

«Cuando lograba prevenir el retroceso de la cabeza, esto tendía indirectamente a refrenar la succión del aire y la depresión de la laringe. Nunca será excesivo el valor que se de a este descubrimiento porque este fue el que me condujo al descubrimiento posterior del control primario del funcionamiento de todos los mecanismos del organismo humano.

Las experiencias por medio de las cuales observé esto fueron precursoras del reconocimiento de cierta relatividad en el uso de la cabeza, el cuello y otras partes del cuerpo; y son la prueba de un control primario del uso general de uno mismo.

Lo primero y principal, aprendí de estas experiencias que no podría proporcionar a mis alumnos el control del funcionamiento de sus órganos y sistemas o reflejos de una forma directa, pero que enseñándoles a emplear concientemente el control primario de su uso podía ponerles al mando de los medios por los cuales su funcionamiento puede ser controlado indirectamente.

Fue gracias a mi descubrimiento del control primario que pude mejorar la apreciación sensorial del uso de mis mecanismos, lo que redundó en un mejor funcionamiento de todo mi organismo.

Hay un control primario del uso de sí mismo que gobierna el funcionamiento de todos los mecanismos y que hace del control del complejo organismo humano algo relativamente sencillo. Este control primario depende de cierto uso de la cabeza y cuello en relación al uso del resto del cuerpo. Una vez que el alumno inhibió la mala dirección instintiva que lo llevaría a su uso habitual defectuoso,

> «el profesor debe comenzar el proceso de desarrollar el nuevo uso dándole las instrucciones primarias que lo llevaran al restablecimiento de su control primario.»

El funcionamiento del control primario es quizá más notorio en los animales que no en las personas. Por ejemplo, si un gato apaciblemente recostado al sol, relajado, percibe un ligero sonido, responde primero con su cabeza girando en la dirección del sonido. Si decide investigar, acercará su cabeza a la fuente del sonido, acercando su cuerpo y siguiendo el movimiento de su cabeza. A continuación serán sus piernas las que respondan a la unidad cabeza-cuerpo. Todo ello se da gracias a un movimiento de la cabeza, el llamado control primario. La cabeza dirige, el cuerpo le sigue.

Es lógico que esto sea así, ya que la cabeza contiene la mayor parte de los órganos sensores con los cuales el animal percibe el mundo. Se trata de una reacción total, un movimiento unificado.

El control primario de Alexander es una cierta relación de dirección entre cabeza, cuello y espalda. Al mejorar estas partes, también mejoran las condiciones generales del cuerpo. Esto es:

- se mantiene el cuello libre, y con ello la cabeza deja de tirar hacia atrás y hacia abajo;
- se dejan de contraer los músculos de la espalda y no se eleva el pecho;
- mejora la garganta y las funciones asociadas a ella.

A pesar de tener el mismo mecanismo de control primario en los seres humanos y en los cuadrúpedos, hay unas diferencias definitivas: el primero debe mantenerse en una posición erguida sobre sus piernas, lo que hace que los problemas de equilibrio sean más complejos. Mientras un gato mueve su cabeza en dirección al objetivo, haciendo que la columna se alargue siguiéndola, el ser humano debe mover su cabeza hacia arriba a pesar de que su objetivo no se halle en esa dirección.

El cultivo de la apreciación sensorial

La apreciación sensorial es el sentido que nos informa dónde se halla el cuerpo en el espacio, de la calidad del esfuerzo que utilizamos en nuestros movimientos y de nuestra actitud mental cuando hacemos algo.

Alexander percibió que el sexto sentido no era del todo fiable y por tanto no le informaba con precisión sobre su postura o su nivel de esfuerzo.

Hasta que este sentido no se ha reeducado, no se puede confiar en la percepción que tenemos de nosotros mismo y de nuestros movimientos. Es preciso, ante todo, descubrir que los hábitos pueden deformar nuestra percepción sensorial.

La técnica Alexander se halla muy ligada al cultivo, desarrollo y refinamiento de la propiocepción, la percepción de sí mismo.

La propiocepción

La propiocepción es la capacidad de nuestro cuerpo de ubicar la posición de las articulaciones en todo momento. Las dos cualidades que definen una buena propiocepción son: que sea ajustada (ser conscientes de las variaciones más finas de la posición) y que sea rápida (poder obtener esta información en movimientos con gran aceleración).

La propiocepción actúa como mecanismo de defensa ante movimientos que puedan lesionar una articulación. Si no es correcta (es lenta o desproporcionada) o no actúa con la rapidez suficiente para prevenir un movimiento exagerado, o la reacción es tan intensa, que es el movimiento de protección el que nos lesiona.

La sensibilidad propioceptiva tiene vital importancia en la coordinación del movimiento: acción de músculos agonistas – antagonistas, sinérgicos y fijadores, de modo tal que la resultante final sea un desplazamiento del cuerpo, o de una extremidad, con las siguientes características:

❑ Recorrido exacto, de modo que no falte ni sobre distancia, según el objetivo deseado.

❑ Perfecta relación de trabajo entre músculos agonistas y antagonistas, ya que estos deben trabajar alternamente, por ejemplo, flexiones y extensiones.

❑ Ausencia del temblor kinésico, síntoma inequívoco de inestabilidad articular, tanto al inicio del movimiento, como a su término.

❑ Ejecución de la acción pedida, o deseada, sin descomponerla en sus movimientos simples. Por ejemplo, si se pide elevar el brazo al frente (flexión), y tomar un objeto, lo normal es ir levantando el segmento y al mismo tiempo la mano debe ir abriéndose, preparándose para la acción de aprehensión. Lo anormal es descomponer el gesto de modo que primero se efectúa una acción y cuando ella ha terminado, se hace la otra.

❏ Efectuar las diferentes contracciones musculares, siguiendo un orden, de modo que no haya movimientos parásitos, innecesarios, que perturben el resultado final.

Al analizar el funcionamiento de cualquiera de los sentidos nos encontramos que tiene una particular importancia la participación activa del individuo, ya que juega un papel determinante en la calidad de la recepción de la información. Por ejemplo, los impulsos nerviosos que viajan hasta los centros cerebrales que los recogen, los procesan e interpretan, haciendo consciente al individuo de la sensación. Pero no se tiene en cuenta que en determinados momentos esa sensación puede variar en función del estado mental, muscular, emocional o anímico del individuo.

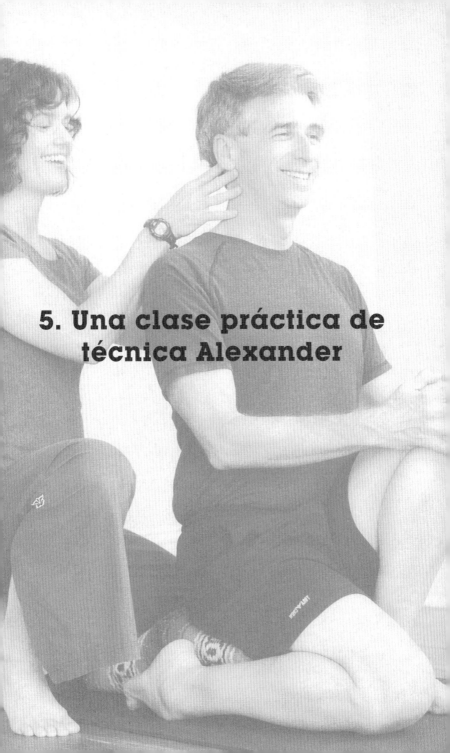

5. Una clase práctica de técnica Alexander

La técnica Alexander se enseña en clases individuales. Se trabaja con movimientos simples tales como sentarse, pararse, caminar o recostarse, observando dónde se crea la tensión indebida y cuál es su relación con la manera de equilibrarnos y los hábitos de coordinación al movernos.

El profesor usará guías verbales y sus manos para ayudar al alumno a deshacer pautas de tensión innecesarias, a experimentar una nueva coordinación y a pensar y a dirigir el movimiento de una manera clara, natural y eficiente.

Con tiempo y algo de práctica podrá aplicar lo aprendido en actividades y situaciones más complejas y demandantes en su vida cotidiana, llevando conciencia y equilibrio a cualquier actividad que realice. El número de clases a tomar dependerá de sus necesidades particulares y objetivos y estos pueden ser discutidos con su profesor.

La técnica no son ejercicios físicos, ni siquiera es un tratamiento ni una terapia. Es un proceso de reeducación postural donde se trabajan los mecanismos que coordinan cuerpo y mente. De esta manera se pueden identificar las reacciones físicas habituales en relación a estímulos cotidianos que son siempre mediados por algún tipo de actividad mental o emocional más o menos consciente.

El profesor no manipula o trata los tejidos sino que brinda información acerca del propio uso o guía hacia un uso más coordinado y un mejor funcionamiento del organismo. El alumno no debe ser un objeto pasivo, sino que educa a una persona completa que activamente se compromete a enfocarse en los medios que le permitirán producir cambios para restablecer su salud, movilidad o equilibrio.

Pero, ¿quiénes son las personas que pueden tomar clases de técnica Alexander?:

❑ Aquellas personas que se están formando o bien son profesionales en distintas disciplinas artísticas, como bailarines, músicos, actores, etc.

❑ Las personas que padecen dolores crónicos o agudos de espalda, cuello y articulaciones, gente que padece cefaleas, tensión, estrés y ansiedad, problemas posturales y de columna, etc.

❑ Quienes tienen ocupaciones físicas y mentalmente estresantes, como fisioterapeutas, informáticos, médicos, maestros, etc.

❑ Y toda persona interesada en mejorar su coordinación psicofísica y recuperar el buen uso, sin importar la edad ni la ocupación.

La persona que se somete a una sesión de técnica Alexander suele sentarse en una silla mientras el profesor está parado a su lado. Entonces, el alumno se pone en pie de manera habitual, observando el profesor la manera como realiza la acción, observando:

- cuándo empieza a ir hacia delante y la cabeza tira hacia atrás.

- cómo empuja el pecho hacia arriba mientras contrae la parte baja de la espalda.
- cómo presiona las piernas al ponerse de pie.

El alumno se pone de pie varias veces más, el profesor le señala cada uno de los movimientos que realiza con la cabeza, el cuello y la espalda. Y concluye sobre qué cambios debe realizar. El profesor debe tratar de fijar la posición de la cabeza en una posición tal que evite los malos hábitos adquiridos. Cuando el alumno nota los cambios positivos que se logran con la ayuda del profesor, entiende de manera práctica el control primario.

El profesor le indicará siempre la mejor manera de que la cabeza del alumno vaya hacia delante y hacia arriba, y que su espalda se alargue y ensanche. Son las directrices para el control primario que el profesor le está ayudando a aprender.

El alumno debe, a partir de ese momento, concentrarse en la nueva sensación, dirigiendo sus pensamientos para que le guíen en su control primario.

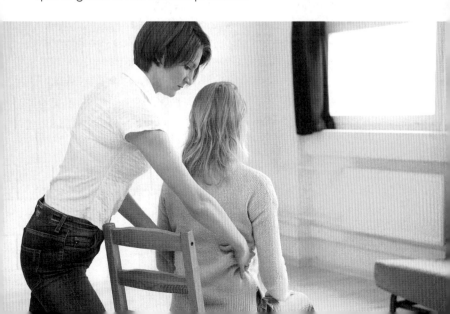

Reeducación sensorial del paciente

La técnica Alexander de reeducación sensorial es un proceso educativo, creativo y continuo de exploración y descubrimiento sobre el «uso de uno mismo». Los principios de la técnica Alexander son enseñados y aplicados al área de interés del alumno con el objetivo de brindar mayor conocimiento de las posibles interferencias en el funcionamiento. El propósito de la formación es elevar el nivel de conciencia perceptiva y desarrollar una apreciación sensorial más fiable que le permita ser herramienta de transformación en el área de su conocimiento.

Por lo general, en esta técnica existe la creencia de que se debería evitar el tema de «sentir», es decir, evitar centrar la atención en la sensación. Alexander sostenía que debe ser posible que las propias sensaciones se vuelvan confiables. De ahí que en sus trabajos se refiera a la reeducación sinestésica del paciente.

El profesor debe ser capaz de reeducar las sensaciones del paciente, ayudarle a entender qué le está pasando, sentir determinadas cosas y aprender a controlarlas. A medida que esto sucede, su guía sinestésica se vuelve más y más confiable.

El paciente, en esta fase, no precisa que sus sensaciones le guíen para que se produzca un cambio, porque él mismo se encarga de ello.

El profesor le hace notar al alumno que ponerse de pie es, en realidad, una serie de actos: inclinarse hacia delante, transferir el peso a las piernas, levantarse y llegar.

El proceso de inhibir-dirigir se completa con cada una de las siguientes subactividades:

❏ Inhibir ponerse de pie mientras dirige las nuevas direcciones para el mejor funcionamiento del control primario.

❏ Mientras envía las direcciones, empieza a inclinarse hacia delante, «siente» su cuello, la parte baja de la espalda, y comprueba si se está contrayendo o no.

❏ Cuando aprende a sentir lo que está haciendo mal, inhibe el ponerse de pie, y dirige las nuevas órdenes e inclinarse hacia delante mientras monitorea lo que está pasando con su control primario (cabeza-cuello-parte baja de la espalda).

❏ Una vez logrado esto, puede inclinarse hacia delante con toda confianza sin contraer la espalda, tirar hacia atrás la cabeza.

❏ El profesor sugiere revisar sus direcciones cuando se inclina la cabeza hacia delante, mientras inhibe las contracciones que ya aprendió a reconocer. Por ejemplo, en el caso de una contracción muscular, el inhibirla mientras se mueve significa permitir que el músculo se alargue.

❏ Mientras inhibe el «ponerse de pie», se inclina un poco más hasta que su peso se transfiere a las piernas.

❏ Luego dirige su atención para que su cuello esté libre. E investiga el uso que hace de sí mismo cuando empieza a ponerse de pie de la manera habitual.

❏ El profesor hace notar al alumno que al tratar de ponerse de pie está echando para atrás las rodillas mientras arquea la espalda y levanta el pecho.

❏ El alumno permite que los músculos involucrados se alarguen y no se contraigan, se concentra en ello un tiempo, vuelve nuevamente a la silla y empieza a levantarse mientras inhibe el ponerse de pie del todo.

Beneficios de las clases de técnica Alexander

El profesor de técnica Alexander guía al alumno con sus manos y con órdenes verbales hacia un equilibrio y una relación corporal mejorada. Gracias al contacto, el profesor puede reconocer cómo se utiliza el alumno a sí mismo y le ayuda a dejar de hacer aquello que interfiere con un correcto funcionamiento del organismo en su globalidad.

Las actividades con las que se trabaja durante las clases son acciones que se repiten varias veces al día, como caminar, levantarse o sentarse de una silla... hasta que podemos trabajar con acciones más precisas como tocar un instrumento.

Con la técnica Alexander no aprendemos una postura en concreto, sino que aprendemos el proceso que nos permite encontrar una relación dinámica entre la cabeza, el cuello, la espalda y los pies mientras estamos en una actividad en concreto.

Es aconsejable utilizar ropa cómoda, aunque no es indispensable ropa deportiva. Se trabaja sin calzado, con unos calcetines como mucho para no pasar frío. Las sesiones son individuales y duran entre 30 y 40 minutos.

Para que el trabajo sea eficaz es recomendable acudir a clase de manera continuada, al menos de una vez por semana. También es posible acudir a una clase de grupo, como iniciación a la técnica Alexander o para seguir trabajando lo aprendido en las clases individuales.

Se aprende con los ojos abiertos. Estando presente. Eligiendo y disfrutando en cada momento. Escuchando las indicaciones del profesor (un profesor cualificado: graduado después de tres años de formación). El profesor usa sus manos y sus palabras sutilmente para enseñar al alumno una manera nueva de moverse coordinadamente con menos tensión; dirige la atención del alumno a la integración del cuerpo con la mente; le ayuda a detectar los hábitos nocivos y a reemplazarlos por otros que respeten el diseño de nuestra estructura ósea y la salud potencial inherente en cada uno de nosotros.

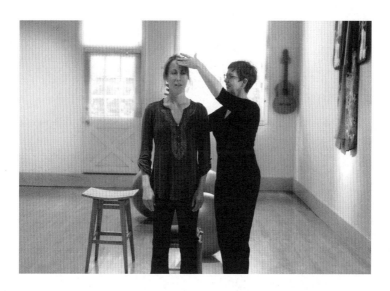

Durante una lección el profesor trabaja guiando el movimiento del alumno muy suavemente con sus manos al tiempo que da algunas instrucciones verbales. De esta forma facilita que el alumno adquiera una nueva y fiable conciencia corporal y sea capaz de detectar y reducir las tensiones y malos hábitos que interfieren en su mecanismo corporal. Poco a poco y con movimientos muy suaves el profesor facilita que el alumno aplique los principios de la técnica Alexander en la actividad cotidiana: Sentarse, levantarse, andar, coger o cargar cualquier objeto etc., poniendo siempre el acento en la reducción del esfuerzo en cada una de las actividades.

Algunos de los beneficios que obtiene un alumno después de una clase son:

❏ Se siente relajado y despierto a la vez.

❏ Ya no le afectan tanto las cosas, el alumno se enfada menos.

❏ Aumenta el control sobre uno mismo y se siente más seguro.

❏ La técnica proporciona una mayor presencia y disminuye el miedo escénico.

❏ El alumno se permite descansar en los momentos de descanso.

❏ Por ejemplo, se puede tocar el piano durante horas y no sentir dolor.

❏ Se es más sensible a los mensajes del cuerpo; uno se siente más activo en todo momento.

❏ Cuando se agacha ya no le duele nada.

❏ Ya no camina mirando el suelo.

❏ El alumno aprovecha cualquier momento para pensar en sus direcciones y se cansa menos cuando permanece de pie durante un buen rato.

❏ Ya no usa el aparato para las contracturas y ¡hasta le caducan los analgésicos!

❏ El músico puede tocar un concierto entero sin que aparezcan dolores en ciertas partes del cuerpo.

❏ El maestro ya no se pone tan nervioso ante sus alumnos y, cuando quiere que le escuche, en vez de gritarles, pone en práctica las direcciones Alexander… y ellos en seguida se calman.

❏ El practicante de esta técnica se levanta más contento por las mañana, se siente como si estuviera capacitado para todo, ya sea bueno o malo.

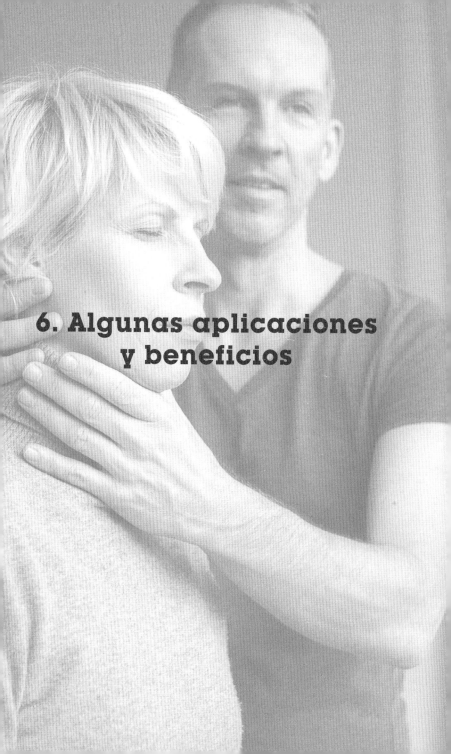

6. Algunas aplicaciones y beneficios

La técnica Alexander es pionera en la aplicación de los principios de neuroplasticidad, por lo que puede ser aplicable en numerosos campos y actividades. Por ejemplo, en la educación, en los deportes, en la prevención y recuperación de lesiones, en la danza, en la música, en la rehabilitación tras un accidente, etc.

La técnica Alexander se usa para:

- Aliviar el dolor neuromuscular y de todo tipo.

- Mejorar hernias, escoliosis, cifosis, lordosis y toda deformación de la estructura.

- Lesiones, rehabilitación, recuperación postquirúrgica.

- Apoyar los procesos de recuperación del cáncer.

- Mejorar el rendimiento en el deporte.

- Multiplicar la expresividad en artes escénicas: Música, teatro, danza.

- En problemas de atención en la escuela.

- Gestionar el estrés.

- En fases de desarrollo y crecimiento personal.

- Para acompañar cualquier proceso de cambio.

- Con el fin de multiplicar la creatividad a todos los niveles.

La técnica Alexander y la música

Escuelas de música tan prestigiosas como la Julliard School de Nueva York, la Guidhall School of Music and Drama de Londres o el Conservatorio de Amsterdam hace tiempo que utilizan la técnica Alexander para sus clases.

Y es que tocar un instrumento musical implica una serie de movimientos complejos. Los movimientos de brazos, manos, dedos y mecanismo respiratorio son diferentes a los que se realizan en otras actividades. La capacidad del cuerpo y la mente para repetir estos movimientos no es muy grande, pero los mecanismos de repetición hacen que se produzca un exceso de tensión o que haya un tono muscular deficiente. Los músicos, y también los bailarines, padecen de un movimiento de contracción muscular que puede suponer un problema en su organismo. Cada vez que el movimiento es repetido, por asociación se produce la contracción. Movimiento y contracción se unen en nuestro aparato sensorial imposibilitando de esta manera separar los movimientos necesarios de las contracciones innecesarias.

En el caso de los músicos, el estímulo es el deseo o la intención de tocar el instrumento y la respuesta es una mezcla necesaria e innecesaria de actividad muscular y movimientos.

La técnica Alexander trabaja reestableciendo la relación natural entre cabeza, cuello y espalda, el centro del cuerpo que da soporte y fuerza a los miembros, los cuales proveen la estructura para la respiración y los órganos internos. Al aprender la técnica, el músico adquiere conciencia de él mismo como un todo para detectar la interferencia en el control primario del cuerpo. La técnica Alexander ayuda a los músicos aportándoles control psicofísico para conseguir un estado mental claro y sosegado y una mejor calidad de los movimientos físicos empleados en tocar el instrumento. De este modo se mejora también la calidad de la música.

Disfrutar con plenitud de la música es incompatible con las molestias continuas en la espalda, la rigidez en el cuello o las lesiones continuas. Son muchos los músicos que han padecido problemas a lo largo de su carrera en su aparato neuromuscular.

Disponer de buenos hábitos posturales permite llevar a cabo las acciones con mayor facilidad y menor gasto de energía. Eso sí, reconocer la existencia y el poder de los hábitos que nos mantienen en la incomodidad es el primer paso para cambiarlos. El cambio se produce cuando somos conscientes de que la misma acción puede ser realizada de una forma diferente, con una actitud diferente.

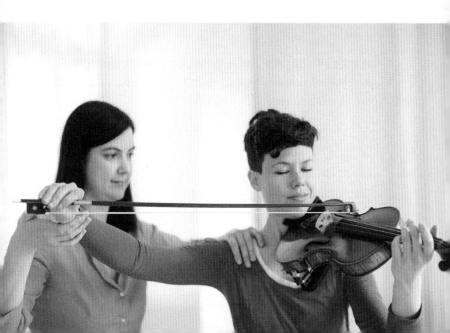

Los objetivos del músico que se somete a sesiones de técnica Alexander son:

❏ Reprogramar las pautas neuromotoras encargadas de los automatismos de la organización psicofísica que subyace a la práctica instrumental

❏ Entender el funcionamiento del sistema neuromuscular en relación con el instrumento de elección.

❏ Adquirir una imagen adecuada de la estructura esquelética en lo que concierne a su colocación, esquema y movilidad.

❏ Abandonar hábitos que se han convertido en recurso cómodos, a veces prisiones, y que son dañinos y limitantes.

❏ Activar la musculatura profunda de la espina dorsal para poder abrir las costillas y usar eficazmente el diafragma

❏ Eliminar pautas de esfuerzo y componentes parasitarios del movimiento.

❏ Explorar la alineación correcta que disminuye el esfuerzo y que permite liberar la musculatura para dedicarla a tareas expresivas.

❏ Multiplicar las alternativas y las posibilidades y recursos para que la expresión esté llena de matices y de vida.

❏ Liberar la respiración.

❏ Expansión del campo de atención para que incluya las distintas dimensiones corporales, sensaciones internas, proceso mental, escucha exterior, otros instrumentos, el director, el entorno, público…

❏ Mejora de la comunicación cuerpo-mente. Conversión de las ideas musicales en expresión física y sonora.

❏ Manejo del estrés, ansiedad en escena.

❏ Crear un espacio de libertad y experimentación seguros para explorar y descubrir nuevas posibilidades. Normalmente las personas estamos muy aferradas a nuestra identidad y el cambio en este contexto a veces es delicado.

❏ Volver a disfrutar de la música y del instrumento de modo libre y natural.

Si el comportamiento del músico respeta la posición y el movimiento natural del cuerpo, se generan unas condiciones excelentes para la labor del músico. Entonces es cuando solo trabajan los músculos precisos y necesarios para la acción musical y la experiencia se vuelve satisfactoria.

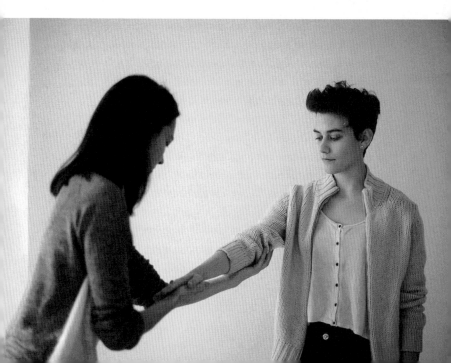

Valérie Desjardins

Las consecuencias de hacer música con una postura sana y movimientos libres significa un beneficio considerable para la salud. Gracias a esto, las articulaciones dejan de recibir una presión excesiva, la columna vertebral está mejor posicionada y la respiración se libera de manera natural. Un mejor uso corporal previene de todo tipo de dolencias relacionadas con la actividad musical.

La técnica Alexander aplicada a músicos propone pensar que el cuerpo trabaja como un todo, y haya una conexión intensa entre la mente y el cuerpo. El movimiento de los dedos, la postura y la propia respiración responden a una interacción constante entre lo corporal y lo mental. Lo que se piensa al hacer música influye de inmediato en nuestras emociones y también en nuestro cuerpo.

La enseñanza del violonchelo según Pau Casals

El maestro Pau Casals recordaba sus enseñanzas del violonchelo en su infancia: «Entonces nos obligaban a mantener el brazo rígido, y nos enseñaban a tocar con un libro bajo el sobaco. ¿Para qué todo esto? Yo quise dar la máxima flexibilidad a la acción del brazo, y a tal efecto introduje el movimiento libre del codo (ante el asombro de los tradicionalistas, que lo consideraban un escándalo), movimiento que refuerza y facilita el manejo del arco. También emprendí una revisión de la digitación, de la posición y la función de los dedos de la mano izquierda, 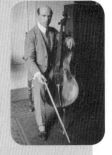 inspirándome en lo que me parecía más sencillo y natural. La naturaleza, la vida, desbordan de enseñanzas para aquel que quiere observarlas humilde y dignamente».

La técnica Alexander propone que el intérprete se pueda desprender de comportamientos y actitudes que significan una barrera en su disfrute musical. Gracias a ello, el músico puede tener:

- Una mayor flexibilidad y coordinación.
- Un mayor control de la interpretación, que se torna más fluida y menos rígida.
- Un menor desgaste de la actividad.
- Disminución de los niveles de estrés.
- Incremento de la seguridad y confort al tocar en público.
- Un mayor desarrollo personal y autonocimiento.

En la práctica, el músico debe trabajar en dos direcciones: por un lado inhibirá los mecanismos posturales incorrectos y, por otro, deberá dirigir desde el pensamiento una mejor utilización corporal.

Inhibir posturas incorrectas y dirigir mejor la acción

Es habitual ver cómo determinados músicos, en un ensayo, mantienen ciertas conductas erróneas, como mantener la cabeza fuera del eje de alineación natural, trabajar con el torso excesivamente flácido o elevar continuamente los hombros. Y estas malas posturas se mantienen tiempo y tiempo hasta convertirse un hábito. Muchos músicos no son conscientes de esa mala utilización corporal y de sus negativas consecuencias.

Cambiar los hábitos posturales no es tarea fácil, claro. Pero el camino del autodescubrimiento personal compensará con creces este arduo trabajo.

Valérie Desjardins

Alexander propone la llamada inhibición para iniciar los cambios de hábitos. Se trata de iniciar una pausa antes de que se activen los mecanismos posturales erróneos, esto es, dejar de hacer las cosas de la manera habitual. Los mecanismos posturales incorrectos suelen estar asociados a un estímulo determinado, como una tensión excesiva en los hombros o en la nuca. Al aparecer dicho estímulo, se debe detener inmediatamente la aparición de estos hábitos negativos y, a través de este mecanismo, se detiene la acción. Así, la mente puede organizar una mejor respuesta y el cuerpo puede sustituir una acción incorrecta por una mejorada.

Gracias a la inhibición es posible detener los impulsos, regular mejor las emociones o facilitar la toma de decisiones. Detener el hábito incorrecto es tan importante como saber activar la respuesta correcta.

Una vez detenido el mecanismo postural incorrecto llega la segunda parte, que consiste en organizar la acción desde el pensamiento en vez de hacerlo desde el hábito. Se trata de funcionar de una manera consciente, de manera que mente y cuerpo interactúen con mayor eficacia y hacer que las diferentes partes del cuerpo trabajen de manera conectada y organizada.

Si se orienta la cabeza hacia delante y arriba, se produce una respuesta natural de alargamiento y ensanchamiento del torso. Alexander propone:

- Soltar la nuca
- Dirigir la cabeza hacia delante y arriba.
- Dejar que la espalda se alargue y ensanche.

La relación equilibrada entre cabeza-cuello-espalda produce una cierta libertad sobre el resto del funcionamiento corporal. Soltar la zona del cuello es el punto de partida para un beneficio corporal. En las clases de técnica Alexander, el profesor se ocupa una y otra vez de que el cuello del alumno se encuentre libre.

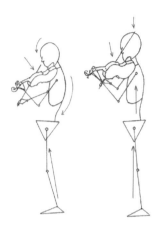

Un ejemplo para músicos de cuerda

❏ Pídale a un compañero que le empuje mientras usted aguanta quieto, rígido. Vuelva a realizar este ejercicio pero esta vez sea flexible y permita que su cuerpo se mueva. Eso le ayudará a transmitir conceptos de cómo la liberación puede permitirle el movimiento.

❏ Ahora imagine que tiran de la parte de arriba de su cabeza con un hilo. Deje que la cuerda imaginaria dirija su cabeza, su cuello y su columna. Mueva su cuerpo en todas direcciones. Teniendo en cuenta esta sensación, experimente la ligereza. Sienta el peso de su cuerpo, cómo la gravedad tira de usted.

❏ Eleve y deje caer los hombros.

❏ Levante los brazos y déjelos caer asegurándose de que no están tensos mientras caen.

❏ Pídale a un compañero que le tome del brazo y lo mueva en todas direcciones. Permita que el movimiento se realice sin ninguna interferencia.

❏ Rote y mueva la cabeza mientras toca.

❏ Deje la mandíbula floja, no apriete los dientes, practique con la boca abierta o con algo entre los dientes.

❏ Deje el codo apoyado sobre alguna superficie como un atril. Pídale a alguien que retire el atril y sienta el peso de su brazo.

❏ Pídale a alguien que sujete su instrumento y sienta el peso de sus dedos y sus manos sobre él.

❏ Libere el dedo pulgar para sentir que está relajado.

❏ Apriete alrededor de la axila derecha con la mano izquierda. Mueva el brazo en todas direcciones para comprobar que los músculos de la mano que está apretando no se contraen involuntariamente.

❏ Mueva ahora su antebrazo para asegurarse de que el codo está suelto.

❏ Cuelgue un bolso en su hombro derecho para asegurarse de que no lo levanta.

❏ Coja el arco de su instrumento con los dedos pulgar, índice y corazón. Libere su peso en las piernas con el fin de obtener un buen sonido sin necesidad de añadir ningún tipo de presión.

❏ Póngase en cuclillas con la espalda contra una pared. Sienta todo el peso en las plantas de los pies. Sus muslos estarán trabajando duro para mantener su peso, relaja sus glúteos y la parte baja de la espalda y el torso plano contra la pared sin hacer arcos. Dese cuentas de cómo resuena el instrumento sin ningún esfuerzo.

❏ Túmbese en el suelo. Sienta los omóplatos apoyados en el suelo. Cualquier tensión innecesaria en la cabeza, el cuello y el omóplato se hará perceptible. Sienta su espalda baja tocar el suelo y las caderas completamente libres.

❏ Es preciso integrar todas estas sensaciones cinestésicas en una sensación para el cuerpo entero. Hacer esto ayuda a liberar nuestros movimientos, sentirnos bien físicamente y canalizar toda nuestra energía en la producción de un sonido hermoso, lo que permite que nada interfiera en la música.

Liberar la voz

F.M. Alexander empezó a investigar cuando percibió que se quedaba sin voz al declamar. Al parecer padecía episodios de ronquera o afonía muy a menudo que, años de investigación más tarde, le llevarían a descubrir que no se trataba de un problema físico sino que se debían a un desequilibrio en su musculatura, que impactaba en su voz y en su respiración. Parece evidente que, frente a un exceso de tensión muscular, no solo el uso de la voz y la respiración se ven afectados, sino que también se ven afectados todos los mecanismos posturales.

El canto es una actividad que precisa de una gran coordinación muscular y respiratoria y que suele verse afectada por la utilización de musculatura innecesaria. Los hay que cantan con la mandíbula, otros con el abdomen, otros padecen de rigidez en la caja torácica, tensión en las piernas. Son hábitos difíciles de erradicar ya que proceden de una mala enseñanza y del uso continuo de ciertos patrones.

La tarea del profesor de técnica Alexander es detectar los focos de tensión, hacer que el alumno sea consciente de ellos y promueva nuevos patrones de trabajo más saludables. Y ¿cómo lo hace? Pues tratando de mejorar la coordinación general del cantante para que este descubra todo el potencial de su voz, un sonido nuevo que procederá de una mayor libertad muscular general, más facilidad de emisión, mayor capacidad respiratoria y también un menor desgaste y fatiga vocal.

Así, los objetivos de una clase de técnica Alexander en este ámbito tendría como objetivos:

❏ Reprogramar las pautas neuromotoras encargadas de los automatismos de la producción vocal.

❏ Abandonar hábitos que se han convertido en recurso cómodos, a veces prisiones, y que son dañinos y limitantes.

❏ Activar la musculatura profunda de la espina dorsal para poder abrir las costillas y usar eficazmente el diafragma.

❏ Eliminar pautas de esfuerzo y componentes parasitarios del movimiento.

❏ Explorar la alineación correcta que disminuye el esfuerzo y que permite liberar la musculatura para dedicarla a tares expresivas.

❏ Multiplicar las alternativas y las posibilidades y recursos para que la voz sea la expresión llena de matices y de vida.

❏ Liberar la respiración.

❏ Crear un espacio de libertad y experimentación seguros para explorar y descubrir nuevas posibilidades. Normalmente las personas estamos muy aferradas a nuestra identidad sonora y el cambio en este contexto a veces es delicado.

❏ Volver a disfrutar de la expresión sonora de modo libre y natural.

La técnica Alexander en el deporte

Quienes practican deporte con regularidad saben que el cuerpo está sometido a tensiones que a menudo le producen lesiones más o menos pronunciadas. Pero la técnica Alexander puede ayudar al deportista a estirarlo adecuadamente para cambiar los malos hábitos. Con solo unos minutos previos a una sesión deportiva y unos ejercicios de estiramientos posteriores al ejercicio. De esta sencilla manera se puede mejorar el rendimiento y encontrar el equilibrio corporal correcto.

Los sobreesfuerzos a los que se somete el cuerpo a menudo traspasan los límites que la edad y la condición física nos impone. Y es que muchas veces no somos capaces de escuchar ciertas señales de advertencia que nos invitan a un esfuerzo más gradual.

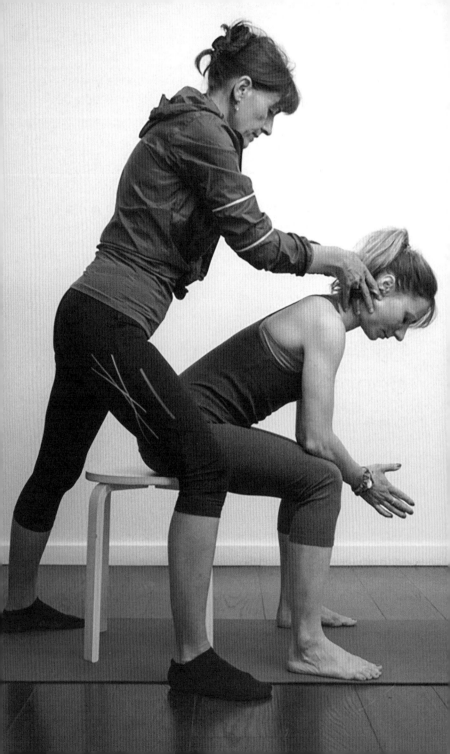

La técnica Alexander actúa desde la relajación en la acción y reeduca al deportista para prevenir lesiones provocadas por la falta de atención al propio organismo.

Y es que en la mayoría de ocasiones que realizamos una actividad deportiva no solemos prestar atención a la técnica, esto es, a cómo se realiza el ejercicio y cómo responde el cuerpo. Sin darnos cuenta, a menudo ejercemos presiones sobre las articulaciones que frenan el movimiento. Esto significa que el cuerpo se desgasta, aparecen las temidas lesiones y el dolor atenaza los huesos o la musculación. Pero, ¿cómo se puede dejar de presionar el cuerpo si no estamos atentos a cómo responde el cuerpo al ejercicio?

La respuesta está en el equilibrio. Antaño, los corredores tendían a inclinar el cuerpo hacia delante con el fin de tratar de alcanzar una mayor velocidad. Pero al desequilibrar el cuerpo se le está haciendo trabajar el doble: primero hay que para el impacto de la caída hacia delante y luego hay que hacer fuerza y musculatura para no caer.

No obstante, el cuerpo tiene capacidad suficiente para aguantar la estructura del cuerpo humano, pero al ir desequilibrado la musculatura tiende a agarrotarse. Las consecuencias son dolores de espalda, dolor en el cuello y en las articulaciones, etc. Si no se restablece el equilibrio se suelen padecer problemas articulares, respiratorios o vasculares.

Las articulaciones y músculos, con el paso de los años, pasan de ser algo con una gran movilidad a tener una deficiencia de movimiento. De ahí que se precisen de técnicas como esta para obtener una mayor higiene postural y a tener un mayor control motriz. Desarrollamos tantos hábitos dañinos al llegar a una mayoría de edad que solamente el 5% de la población está libre de carencias posturales y musculares.

El profesor trabaja con sus manos, ayudando al movimiento postural del cuerpo, especialmente en la zona del cuello, ya que es ahí donde empiezan la mayoría de disfunciones mecánicas. La misión del profesor versus el deportista es conseguir que este tenga el tono muscular y el equilibrio adecuado.

Así pues, la corrección debe iniciarse en la zona del cuello para que ello repercuta en cualquier otro patrón de movimiento disfuncional. Por ejemplo, al pasar de una posición sentado a una bipedestación, existe la tendencia a mover la cabeza hacia atrás y a acortar y endurecer el cuello. Con la guía adecuada, se consiguen contraer las superficies articulares y las personas se sienten más altas después de su aplicación. Durante las sesiones, que habitualmente duran en torno a los 30-60 minutos, mediante simples ajustes manuales los alumnos consiguen aprender un nuevo empleo de los músculos, consiguiendo reemplazar los antiguos patrones de movimiento defectuosos o posturas deficientes. Los músculos que se utilizaban ineficazmente derivan con suavidad a patrones más eficaces y al mismo tiempo se observa como se mantiene una mejor relación entre cabeza, cuello y torso.

La calidad del movimiento hace que las actividades se tornen más fluidas, sin reflejos musculares.

La respiración, base de una buena actividad deportiva

Muchas de las dificultades que afectan al deportista también proceden de la imposibilidad de mantener una respiración adecuada, ya que en ocasiones la porción superior del pecho y la musculatura abdominal se hallan demasiado tensas durante esta fase. La calidad de nuestra salud y la posibilidad de realizar ejercicio de una manera adecuada depende en buena medida de nuestra producción de energía y de nuestra fuerza vital. Por eso el aire debe estar adecuadamente inhalado, utilizado y exhalado. Pero, ¿cómo podemos movernos y respirar adecuadamente?

La coordinación de la respiración es un mecanismo inconsciente que se realiza unas 20.000 veces diarias. Para mejorar su eficiencia es preciso desarrollar el control consciente de manera que podamos conseguir un ritmo natural de la respiración. En esa tarea, el diafragma juega un papel fundamental. Su actividad es responsable de nuestra vida física y emocional.

La respiración empieza ahí, en el diafragma, pero se expande a lo largo del abdomen, las costillas y la espalda. Se trata de un músculo elástico que forma una cúpula flexible bajo los pulmones y el corazón, y su función principal es llenar y vaciar los pulmones de aire. Durante la inspiración, aumenta la capacidad torácica por el descenso del diafragma, y la elevación de las costillas inferiores y superiores mediante el esternón. Durante la espiración, asciende el diafragma. Como resultado de todo ello, se crea un espacio donde los pulmones se llenan de aire.

Los músculos de cuello, pecho y hombros son accesorios a la respiración. Cuando estos se utilizan para expandir la caja torácica, el diafragma pierde entonces su rango de movimiento y se debilita.

La clave, en cualquier tipo de ejercicio que se practique, es que la respiración sea tranquila y se realice profundas exhalaciones, permitiendo que el aire salga y pueda producirse así una completa y automática inhalación. Al aguantar la respiración no se produce una adecuada oxigenación de los tejidos, se estresa el sistema nervioso y se incrementa la ansiedad.

Estírese sobre una superficie plana, con la espalda pegada en el suelo y con el hueso occipital del cráneo apoyado sobre unos libros. Doble las rodillas de manera que la planta de los pies esté en contacto con el suelo. Esta posición permite que la espalda se alargue y se expanda suavemente, y así los discos intervertebrales recuperen parte de su elasticidad.

❏ Observe la respiración, fíjese en el ritmo y la duración.

❏ Permita que el aire salga por la boca y que entre por la nariz. Compruebe que una exhalación fácil y sin esfuerzo promueve una inhalación fácil y completa.

❏ Ponga una mano sobre el ombligo y la otra sobre el pecho. Escuche y permita el movimiento del diafragma y la caja torácica.

❏ Deje que sus rodillas se balanceen suavemente hacia un lado y el otro. Permita que la articulación de la cadera esté libre, que la pelvis y pies tengan un buen contacto con el suelo y que toda la espalda se active con el movimiento.

❏ A continuación, ponga una mano sobre el ombligo y la otra sobre las costillas laterales. Cuente hasta 10 internamente. Escuche y permita el movimiento del diafragma y la caja torácica.

❏ Cuando salga el aire permita que la relajación se transmita a todos los órganos internos (estómago, intestinos, páncreas, hígado, bazo, riñones, útero, etc). Así se está ayudando a calmar la tensión en torno a estos órganos.

❏ Finalmente descanse un momento.

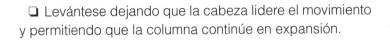

❏ Levántese dejando que la cabeza lidere el movimiento y permitiendo que la columna continúe en expansión.

El principio de la ventaja mecánica

«Si se quiere corregir los errores de un alumno en la respiración, lo primero que debe hacer es decirle que no respire, simplemente porque su concepción mental de la respiración está en sorber el aire - es su hábito de vida. Dígale, por lo tanto, que no respire, sino que sea capaz de obtener las ventajas mecánicas que dan a la presión atmosférica su oportunidad, es decir, como la relajación de ciertas partes, tensando los músculos de otras y poner la cabeza hacia arriba hará que la columna vertebral tenga una posición más normal. Él luego respirará tan perfectamente como su estado lo permita, y si su condición mejora, en consecuencia su respiración mejorará.»

F.M. Alexander

Bibliografía

Alexander, F.M., *El uso de sí mismo*, Ed. Urano, Barcelona, 1985.

Alexander, F.M., *Control constructivo y consciente del individuo*.

Alexander, F.M., *La constante universal de la vida*, Ed. La liebre de marzo.

Alexander, F.M., *La herencia suprema del hombre*.

Barlow, Wilfred, *El principio de F.M. Alexander. El saber del cuerpo*, Ed. Paidós Buenos Aires, 1995.

Brennan, Richard, *El manual de la técnica Alexander*, Ed. Paidotribo, 2001.

Carrington, Walter, *Pensando en voz alta*, Mornum Time Press.

Conable, Barbara &William, *Cómo aprender la técnica Alexander*, Ed. Obelisco, Barcelona, 2001.

De Llosa, Paty, *La práctica de la presencia*, Ed. Gaia.

García, Rafael, *Técnica Alexander para músicos*, Redbook ediciones, 2013.

Gelb, Michael, *El cuerpo recobrado*, Ed. Urano, Barcelona, 1987.

Maisel, Edward, *La técnica Alexander: El sistema mundialmente conocido para la coordinación cuerpo-mente*, Ed. Paidós Ibérica, 2006.

MacDonald, Robert, *Los secretos de la técnica Alexander*, Ed. Taschen Benedikt, 2006.

McCallion, Michael, *El libro de la voz*, Ed. Urano, 1988.

Searby, Joe, *Técnica Alexander*, Ed. Taschen Benedikt, 2007.

Spindler, Sofia, *La técnica de Matthias Alexander*, Ed. Lumen.

En la misma colección

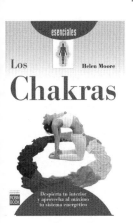

LOS CHAKRAS
Helen Moore
Despierta tu interior y aprovecha al máximo tu sistema energético.

Los Chakras son siete centros energéticos situados en el cuerpo humano. Su conocimiento nos llega a través de la cultura tibetana forjada a través de la experiencia personal de los maestros de Shidda Yoga. La energía del cosmos atraviesa nuestro cuerpo trabajando en esa red de centros energéticos sutiles. Los chakras captan esa energía del ser humano y la hacen circular hacia el macrocosmos. Los chakras nos conectan con nuestro mundo espiritual y de su equilibrio depende en buena medida nuestra salud. De nuestra capacidad para leer las señales de estos centros de energía y rectificar o corregir su trayectoria dependerá que podamos evitar determinados trastornos.

PNL
Clara Redford
Una guía práctica y sencilla para iniciarse en la programación neuroligüística

Con este libro descubrirá las técnicas básicas para comprender y practicar la programación neurolingüística en la vida diaria. La PNL es un método eficaz que trabaja el lenguaje para influir en los procesos cerebrales y una poderosa arma para realizar cambios en la vida, ya que gracias a este método cualquier persona puede desarrollar todas y cada una de las capacidades ocultas. Este libro es una guía práctica para realizar una serie de ejercicios que le servirán para (re)conocerse y poder cambiar así modelos de conducta mental y emocional por otros que le darán una mayor armonía y equilibrio.

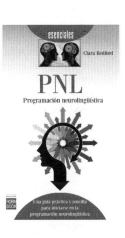

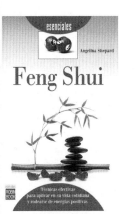

FENG SHUI
Angelina Shepard
Técnicas efectivas para aplicar en su vida cotidiana y rodearse de energías positivas

Feng Shui es una antigua ciencia desarrollada en China que revela cómo equilibrar las energías de un espacio para asegurar la salud y la buena fortuna de las personas que lo habitan. Este libro es una extraordinaria introducción muy práctica y sencilla a las formas de ubicación del Feng Shui. Aprenda a descubrir las técnicas de purificación para transformar su hogar en un espacio sagrado y distribuir los diferentes elementos de la casa para alcanzar el máximo bienestar.

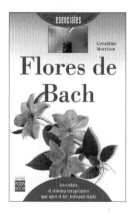

FLORES DE BACH
Geraldine Morrison

¿Sabía que los desequilibrios emocionales pueden tratarse con esencias florales? Son las llamadas Flores de Bach, un conjunto de 38 preparados artesanales elaborados a partir de la decocción o maceración de flores maduras de distintas especies vegetales silvestres. En efecto, emociones y sentimientos como la soledad, la timidez, la angustia, la intolerancia o el miedo pueden combatirse cuando perturban nuestro ritmo diario y trastocan nuestro equilibrio. Este libro reúne los conceptos fundamentales del sistema terapéutico ideado por Edward Bach con la finalidad de que cualquier persona pueda recuperar la armonía del cuerpo y de la mente a favor de un mayor bienestar.

PILATES
Sarah Woodward

Experimenta un nuevo estilo de vida y una nueva manera de pensar con el método Pilates, sin duda algo más que una serie de ejercicios físicos. Tal y como lo define su creador, Joseph Pilates, «es la ciencia y el arte de desarrollar la mente, el cuerpo y el espíritu de una manera coordinada a través de movimientos naturales bajo el estricto control de la voluntad». El método Pilates propone otra forma de realizar el trabajo muscular, dando un mayor protagonismo a la resistencia, la flexibilidad y el control postural. La mayoría de ejercicios se realizan mediante una serie de movimientos suaves y lentos que se consiguen a través del control de la respiración y la correcta alineación del cuerpo.

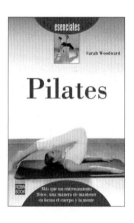

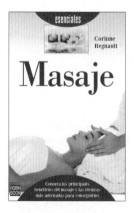

MASAJE
Corinne Regnault

Entre otros beneficios, el masaje facilita la eliminación de toxinas, activa la circulación sanguínea y linfática y mejora el aporte de oxígeno a los tejidos. También es útil para aliviar el estrés y estados de ánimo negativos, pues estimula la producción orgánica de endorfinas. Es, posiblemente, una de las herramientas terapéuticas más antiguas que ha empleado el ser humano para tratar estados de dolor. Y tradicionalmente se ha utilizado para aliviar o hacer desaparecer las contracturas y la tensión muscular. Este libro es un manual de uso básico que repasa los principales métodos utilizados para realizar un buen masaje y explica de manera muy práctica los pasos a seguir para realizarlo.

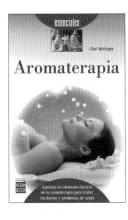

AROMATERAPIA
Cloé Béringer

Este libro es una invitación para adentrarse en el mundo de las esencias naturales que se extraen a través de las plantas. Cuando todo a nuestro alrededor transcurre muy rápido, cuando el entorno se vuelve cada día más exigente, parece obligado tomar un respiro y abandonarse a un tratamiento natural como este para restablecer nuestro equilibrio y armonía. Con la lectura de esta guía el lector conocerá las propiedades (analgésicas, antibióticas, antisépticas, sedantes, expectorantes o diuréticas) de cada una de las diferentes plantas de las que se pueden extraer los aceites esenciales y los beneficios físicos y psicológicos que se pueden derivar.

AYURVEDA
Thérèse Bernard

El método de salud más antiguo del mundo. Así es como se define el ayurveda. Desarrollado en la India hace ya más de 6.000 años, su nombre significa "conocimiento o ciencia de la vida". En efecto, se trata de crear equilibrio y fortalecer al tiempo las capacidades curativas del cuerpo humano. Su modo de abordar la salud desde un punto de vista holístico, esto es, integral, lo convierte en un método diagnóstico que tiene en cuenta todos los aspectos de la vida de una persona. Este libro es una introducción a la ciencia ayurvédica que le ayudará a desarrollar una mayor sensibilidad hacia su cuerpo, entendiendo la enfermedad pero también su origen. De modo que pueda conocer los aspectos físicos, psicológicos y espirituales de cada patología.

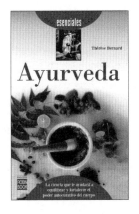

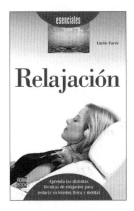

RELAJACIÓN
Lucile Favre

La relajación es un estado natural que nos proporciona un descanso profundo a la vez que regula nuestro metabolismo y nuestra tensión arterial. Pero llegar a ese estado es difícil debido al ritmo de vida al que nos vemos sometidos. Las técnicas de relajación liberan nuestras tensiones, tanto musculares como psíquicas, facilitan el equilibrio y nos proporcionan paz interior. Llegar a ese estado de bienestar y tranquilidad requiere tiempo y una cierta práctica. e ahí que este libro combine la exposición de los principales métodos contrastados para relajarse con una serie de ejercicios muy útiles que pueden conducirte a esa calma tan deseada.

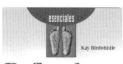

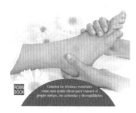

REFLEXOLOGÍA
Kay Birdwhistle

Cuando se tiene una dolencia o se sienten emociones negativas, una opción es sufrirlas y la otra –más inteligente– es intentar controlarlas o suprimirlas. La influencia benéfica y relajante de la reflexología está fuera de toda duda. A través del estudio de las plantas de los pies, un terapeuta puede comprobar las conexiones energéticas de cada área de nuestro organismo y, mediante una serie de técnicas, puede fortalecer el sistema inmunológico, reducir el estrés, depurar y drenar toxinas o trabajar las emociones profundas y los miedos.

Este libro brinda la oportunidad de conocer las técnicas esenciales de la reflexología para que todo el mundo las pueda ir incorporando a su vida diaria y sean una ayuda eficaz para conocer el propio cuerpo, sus armonías y sus desequilibrios.

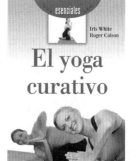

EL YOGA CURATIVO
Iris White y Roger Colson

El yoga es un sistema sumamente eficaz para alcanzar un estado de equilibrio físico y emocional. Su práctica no sólo aporta una evidente mejoría en la capacidad respiratoria sino que además actúa de forma muy favorable sobre los órganos internos. Este libro sintetiza toda la sabiduría y la experiencia de la práctica del yoga curativo o terapéutico en un programa que muestra cómo cada persona puede optimizar la salud y alcanzar la curación.

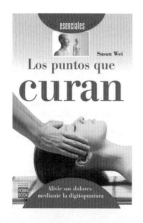

LOS PUNTOS QUE CURAN
Susan Wei
Alivie sus dolores mediante la digitopuntura.

La técnica de la estimulación de los puntos de energía y del sistema de meridianos es tan antigua como la misma humanidad. Se trata de una técnica que recoge la enseñanza de lo mejor de la acupuntura, del shiatsu y de la acupresura para el alivio rápido de diferentes síntomas. Y que en caso de enfermedades crónicas, sirve de complemento a los tratamientos médicos prescritos. Este libro es una guía que indica la situación de cada punto de energía para una práctica regular que devuelva la armonía a la persona y pueda protegerla de algunas enfermedades.

Títulos de la colección Básicos de la salud

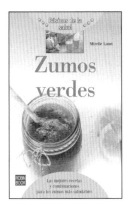

Zumos Verdes
Mirelle Louet

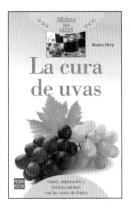

La cura de uvas
Blanca Herp

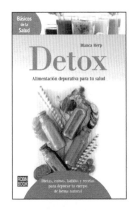

Detox
Blanca Herp

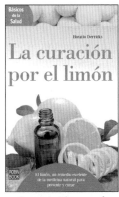

La curación por el limón
Horatio Derricks

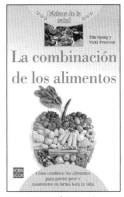

La combinación de los alimentos
Tim Spong y
Vicki Peterson

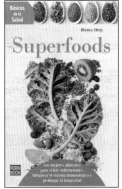

Superfoods
Blanca Herp